Till Sukopp

KETTLEBELL TRAINING FÜR FORTGESCHRITTENE

Trainingsplanung und die besten Methoden

Bibliografische Information der Deutschen Nationalbibliothek
Die Deutsche Nationalbibliothek verzeichnet diese Publikation in der Deutschen Nationalbibliografie. Detaillierte bibliografische Daten sind im Internet über https://dnb.de abrufbar.

Für Fragen und Anregungen
info@m-vg.de

Wichtige Hinweise
Dieses Buch ist für Lernzwecke gedacht. Es stellt keinen Ersatz für eine individuelle medizinische Beratung dar und sollte auch nicht als solcher benutzt werden. Wenn Sie medizinischen Rat einholen wollen, konsultieren Sie bitte einen qualifizierten Arzt. Der Verlag und der Autor haften für keine nachteiligen Auswirkungen, die in einem direkten oder indirekten Zusammenhang mit den Informationen stehen, die in diesem Buch enthalten sind.

Ausschließlich zum Zweck der besseren Lesbarkeit wurde auf eine genderspezifische Schreibweise sowie eine Mehrfachbezeichnung verzichtet. Alle personenbezogenen Bezeichnungen sind somit geschlechtsneutral zu verstehen.

Originalausgabe
1. Auflage 2026

Türkenstraße 89
80799 München
Tel.: 089 651285-0

Redaktion: Klaus Bartelt
Umschlaggestaltung: Kristin Hoffmann
Umschlagabbildungen und Übungsfotos im Innenteil: Tobias Kästner, www.bildabuch.de
Layout: Meike Herzog
Satz: Satzwerk Huber, Germering
Druck: Dieser Titel wurde im Print on Demand Verfahren gedruckt.

ISBN Print 978-3-7423-3014-7
ISBN E-Book (PDF) 978-3-95971-177-7
ISBN E-Book (EPUB, Mobi) 978-3-95971-178-4

Till Sukopp

KETTLE BELL TRAINING

FÜR FORTGESCHRITTENE

Trainingsplanung und die besten Methoden

riva

INHALT

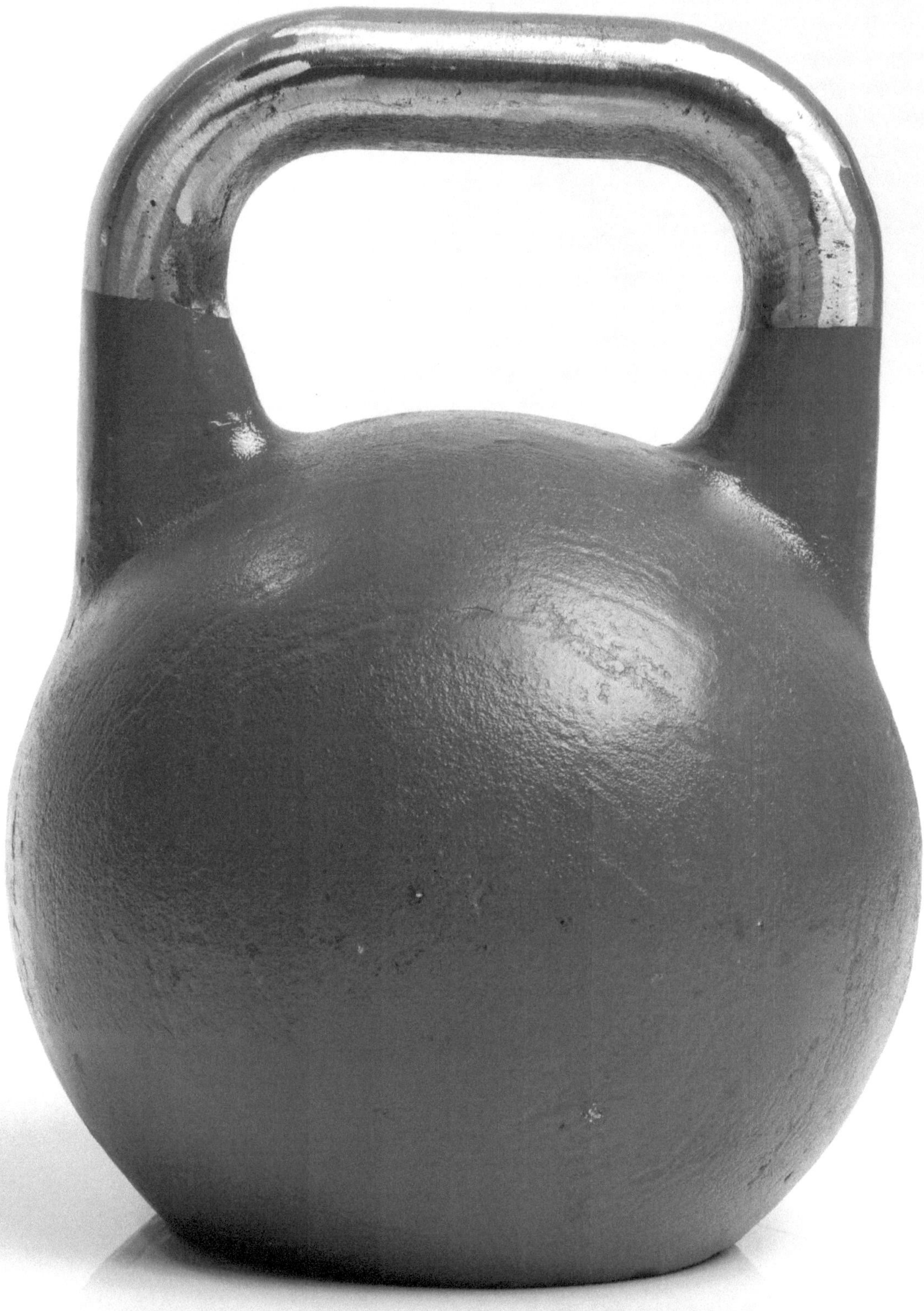

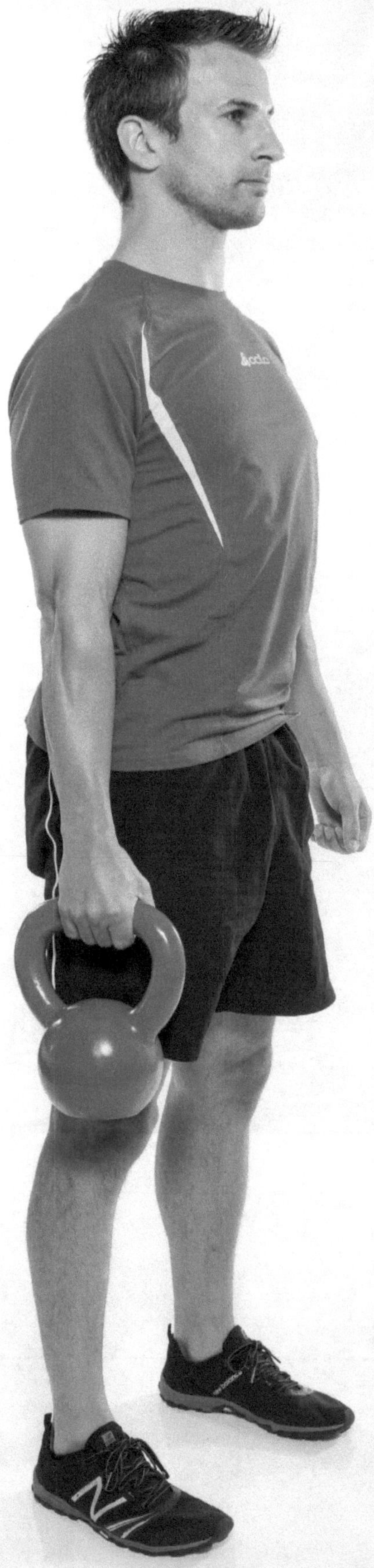

EINLEITUNG

Die Menschen in »modernen« Zivilisationsländern leiden von Jahr zu Jahr mehr an den gravierenden Folgen des Bewegungsmangels. Wenn wir gesund und glücklich sowie geistig und körperlich leistungsfähig sein und bleiben wollen, kommen wir nicht darum herum, uns künstliche Bewegungseinheiten zu verordnen.

Die Anforderungen des heutigen Büromenschen an ein Trainings- und Bewegungsprogramm haben sich allein in den wenigen Jahren seit Beginn des neuen Jahrhunderts deutlich verändert. So geht es heute mehr und mehr darum, aus der wenigen Zeit, die die meisten für ihr Fitnesstraining aufwenden können oder wollen, möglichst viel herauszuholen, um den körperlich passiven Alltag zumindest annähernd zu kompensieren – und damit gesünder, kräftiger, stabiler, ausdauernder, beweglicher und schneller zu werden, die allgemeine Bewegungsfähigkeit (Koordination) zu verbessern und das Verletzungsrisiko zu reduzieren.

Da die Fitnesswelt stark durch die Bodybuilding-Szene beeinflusst wurde und wird, trainieren viele Menschen immer noch »isolierte« Gelenkbewegungen, was sehr zeitaufwendig ist. Obwohl man auch damit stärker werden und Muskeln aufbauen kann, ist es effektiver, das Training nicht auf einzelne Muskeln oder Gelenke hin auszurichten, sondern auf Bewegungen oder Funktionen. Hinzu kommt, dass die wenigsten Menschen tatsächlich an Wettkämpfen teilnehmen möchten, bei denen sie sich in knapper Badekleidung auf einer Bühne präsentieren müssen. Für maximalen Muskelaufbau sind Bodybuilding-Methoden mit die beste Wahl, doch ein muskulöser und fettarmer Körper, der obendrein auch noch mindestens so athletisch ist, wie er aussieht, lässt sich in der Regel besser durch andere Trainingsmethoden erreichen. Sie machen den meisten Menschen zudem auch noch mehr Spaß, wie die Erfahrungen aus der Praxis zeigen. Ein Oberbegriff, der die wesentlichen Komponenten beinhaltet und der in den letzten Jahren immer bekannter geworden ist, lautet »Functional Training«.

Letztendlich werden dabei vor allem Bewegungen bzw. natürliche Bewegungsmuster in funktionellen Ketten trainiert, meist stehend und aus verschiedenen Standpositionen heraus. Der Schwerpunkt liegt so auf Muskelintegration und nicht auf Muskel- oder Gelenkisolation. Weil hierbei mehrere Muskeln gleichzeitig aktiv sind, lässt sich schon einiges an Trainingszeit sparen, vor allem wenn man effektive Übungen mit effektiven Trainingsmethoden kombiniert.

Die Woche hat 168 Stunden. Die wenigsten trainieren zumindest drei Stunden davon. Dann bleiben aber immer noch 165 Stunden übrig, in denen meist nur wenig bis gar keine körperliche Aktivität stattfindet. Dieser Bewegungsmangel hat uns gesamtgesellschaftlich gesehen in große gesundheitliche Schwierigkeiten gebracht. Und selbst wenn wir die oben genannten drei Stunden pro Woche für körperliches Training aufwenden würden, was die meisten ja gar nicht machen, wäre das noch zu wenig, da diese drei Stunden nicht einmal zwei Prozent der uns zur Verfügung stehenden Wochenzeit ausmachen.

Im Idealfall sollten wir uns täglich wenigstens 30 bis 60 Minuten bewegen. Doch auch schon mit 15 bis 30 Minuten täglichen, gezielten Trainings lassen sich Gesundheit und Fitness deutlich verbessern. Bis zum Beginn der industriellen Revolution waren die Menschen täglich durchschnittlich 10 bis 12 Stunden körperlich aktiv. Heute sind es nur noch 25 Minuten, also etwa 9,5 bis 11,5 Stunden weniger an jedem Tag. Wir sind mittlerweile also gezwungen, körperliche Aktivität bewusst in unseren Alltag einzubauen (Eintrag in den Terminkalender!) und sie durch gezieltes Training künstlich zu erschaffen. Sonst bekommen wir zunehmend körperliche Beschwerden und werden schließlich krank, wie es viele Studien belegen.

Das Training mit Kettlebells wird aufgrund seiner hohen Effektivität und Zeiteffizienz im deutschen Sprachraum (wieder) immer bekannter und beliebter. Nur wenige wissen, dass ein Großteil der bekannten Übungen von starken Männern aus dem heutigen Deutschland in die Welt hinausgetragen wurde.

Die Vielzahl der Trainingsmöglichkeiten mit und ohne Kettlebells wird jedoch gerade im Zeitalter des Internets immer unüberschaubarer. Da kann man sich schnell etwas verloren vorkommen, weil man durch die Fülle an Informationen und Trainingsprogrammen immer weniger weiß, was man denn nun heute, diese Woche oder diesen Monat trainieren soll.

Wie ein effektives Trainingsprogramm aussieht, kann und muss in jedem Einzelfall genau bestimmt werden, denn jeder Mensch hat andere Voraussetzungen, Bedürfnisse und Ziele. Engstirnige Trainer diskutieren darüber, wessen Trainingsprogramm oder -stil das oder der beste ist. Mittelmäßige Trainer diskutieren die Unterschiede zwischen den verschiedenen Programmen. Gute Trainer schieben die Unterschiede beiseite und sehen sich die grundlegenden Gemeinsamkeiten an.

Dieses Buch soll dabei helfen, den Nebel etwas zu lichten und die effektive Trainingssteuerung bei der Arbeit mit Kettlebells für Laien und Trainer zu erleichtern. Das Ziel ist es, bessere oder schnellere Trainingsergebnisse zu erzielen. Obwohl der Buchinhalt auf das Training mit Kettlebells ausgerichtet ist, lassen sich viele der Prinzipien und Methoden natürlich auch auf andere Trainingssysteme oder -mittel übertragen.

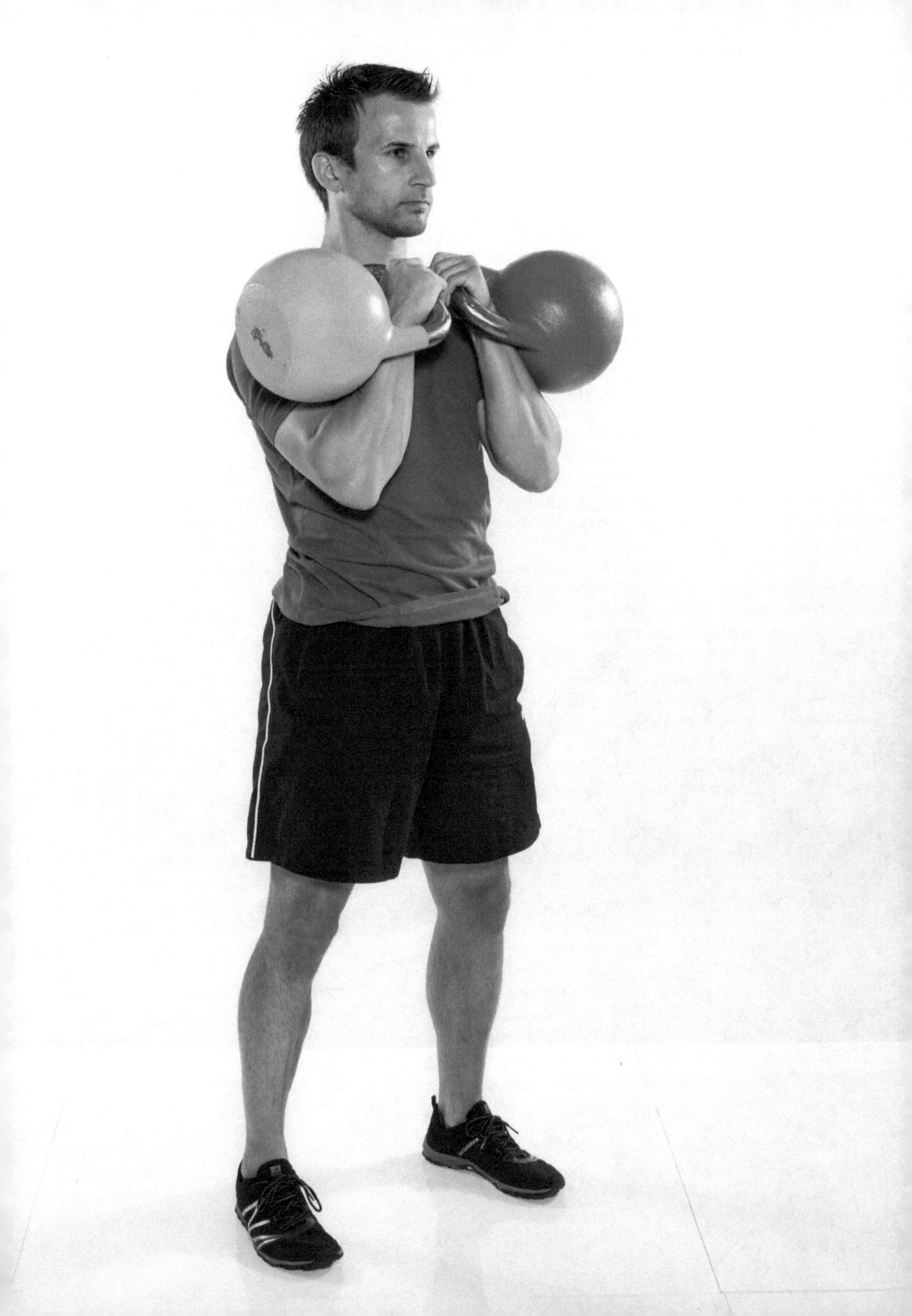

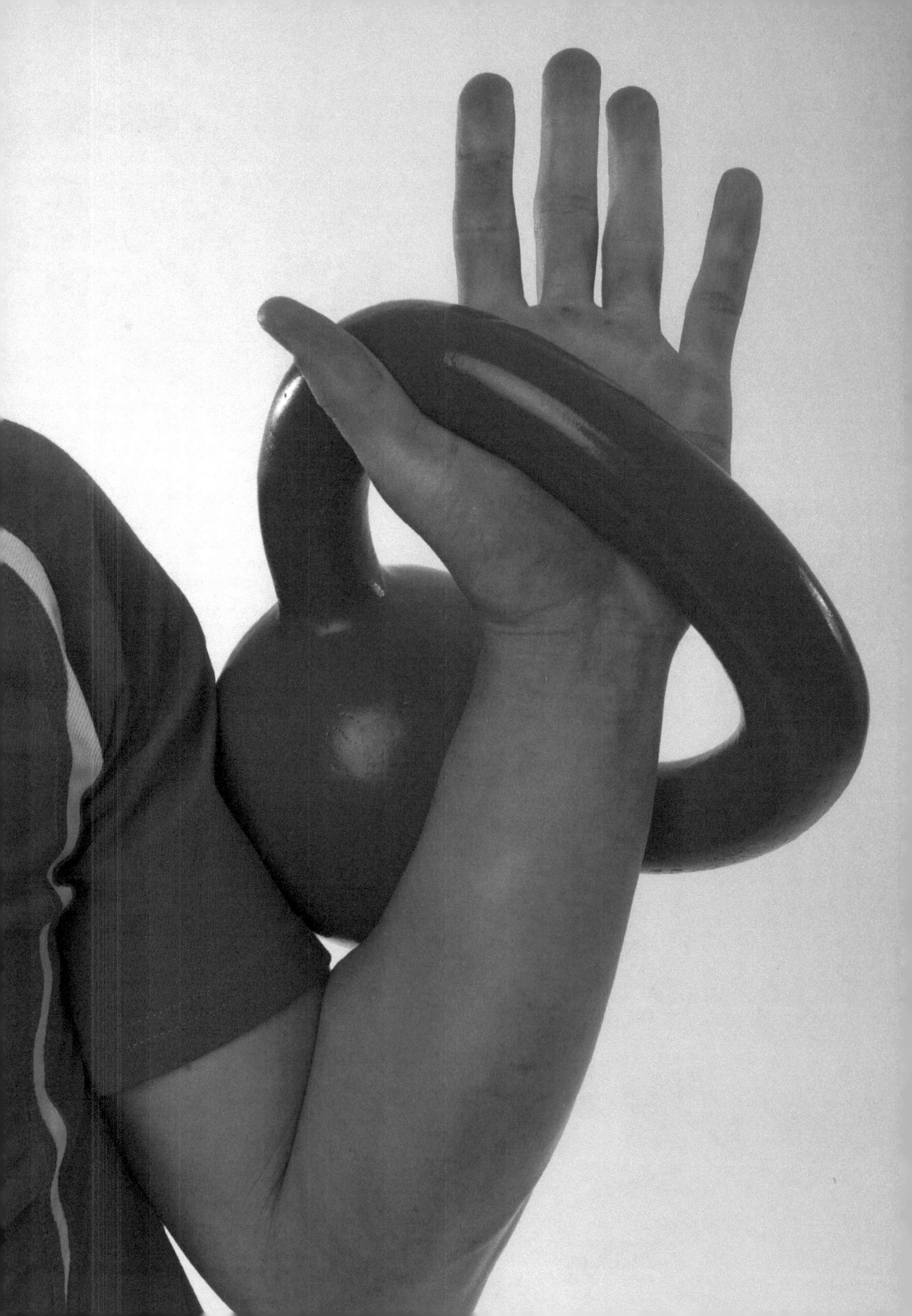

KAPITEL 1

DIE WICHTIGSTEN KETTLEBELL-ÜBUNGEN IM ÜBERBLICK

In diesem Kapitel werden die wichtigsten Kettlebell-Übungen im kurzen Überblick gezeigt. Für eine detaillierte Übungsbeschreibung verweise ich auf *Das große Kettlebell-Trainingsbuch* bzw. die DVD *Kettlebell Training*, die beide im riva Verlag erschienen sind.

Deadlift (Varianten)

- Der Rücken bleibt gerade (Brustbein anheben).
- Der Po wird weit nach hinten gezogen.
- Der Blick ist nach vorne unten gerichtet.
- Ganzkörperspannung aufbauen und die Beine durch die Fersen hindurch strecken.
- In der Endposition sind die Knie und Hüften gestreckt; Knie, Hüften und Schultern bilden eine Linie.
- Arme und Kettlebell bilden eine Linie.

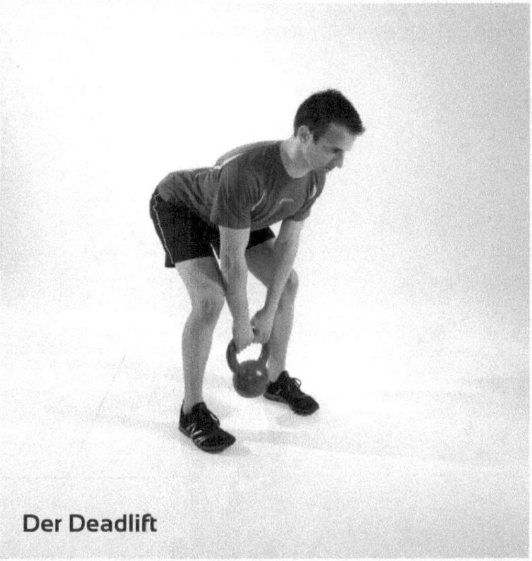

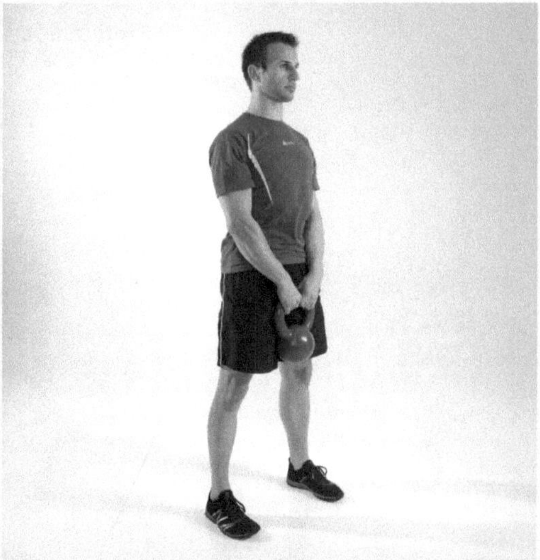

Der Deadlift

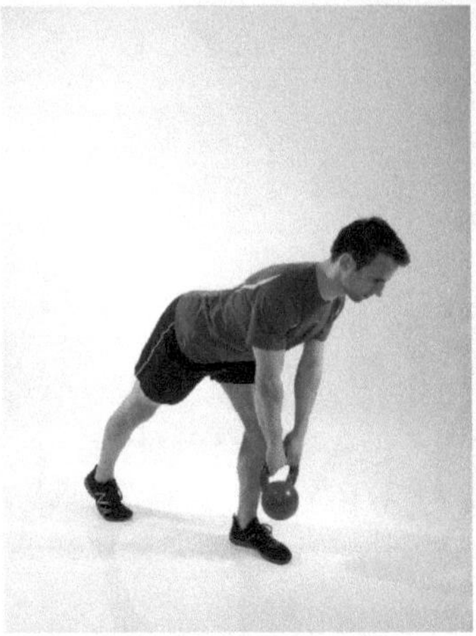

Der Step Back Deadlift

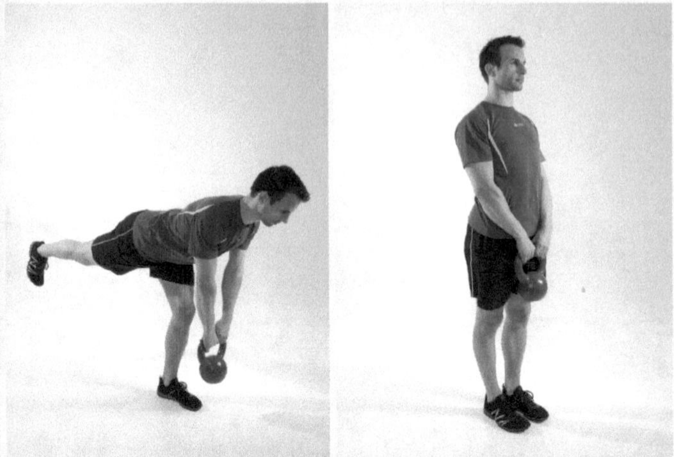

Der einbeinige Deadlift

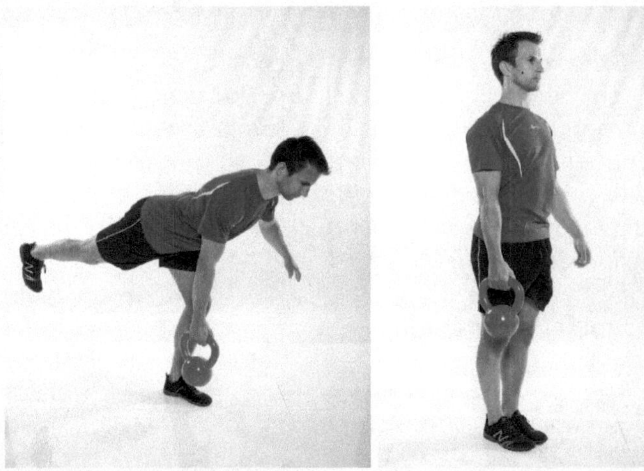

Einhändige Variante des einbeinigen Deadlift

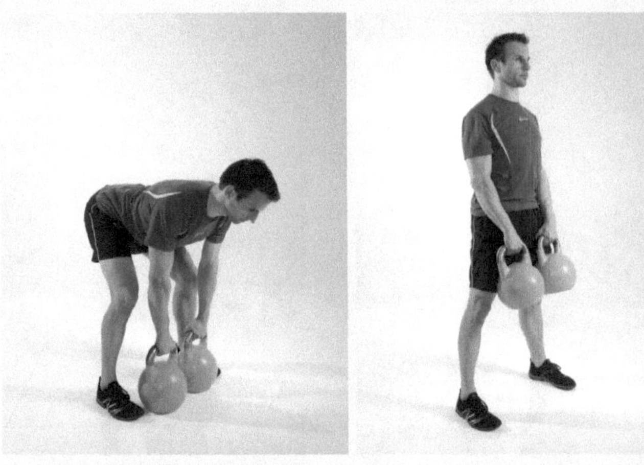

Deadlift mit zwei Kettlebells

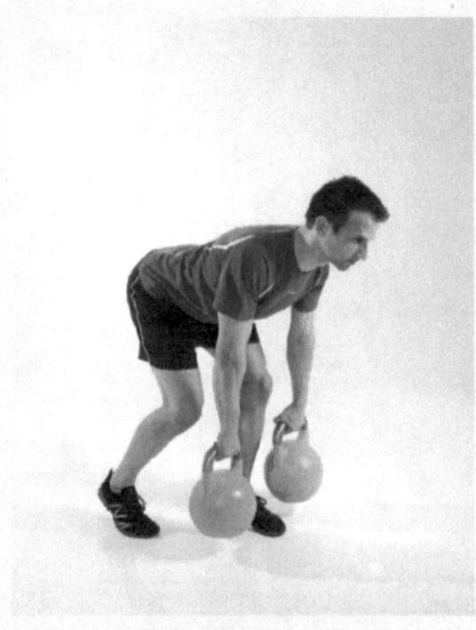

Deadlift im versetzten Stand

Swing

- Der Rücken bleibt gerade.
- Der Po wird weit nach hinten gezogen.
- Der Blick ist nach vorne unten gerichtet.
- Explosive Hüftstreckung.
- In der Endposition sind die Knie und Hüften gestreckt; Knie, Hüften und Schultern bilden eine Linie.
- Arme und Kettlebell bilden eine Linie.
- Die Schultern bleiben eng am Oberkörper (Anbindung nach hinten unten), der Latissimus ist angespannt.
- Die Handgelenke berühren die Oberschenkelinnenseite.
- Biomechanische Atmung (unten durch die Nase ein-, oben durch den Mund ausatmen).

Der Swing

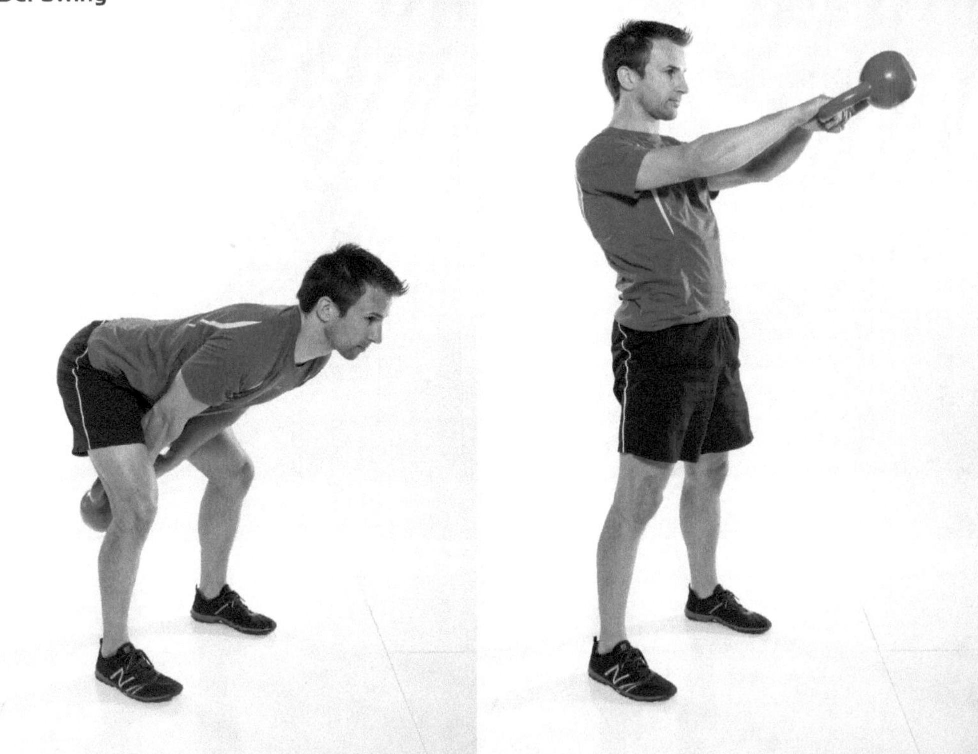

Einhand-Swing

- Erfordert noch mehr Stabilisation im Becken, Rumpf und in der Schulter als der beidhändige Swing.
- Die Schulterachse sollte weiterhin parallel nach vorne zeigen. Die Schulter muss also aktiv noch mehr nach hinten unten gezogen werden.

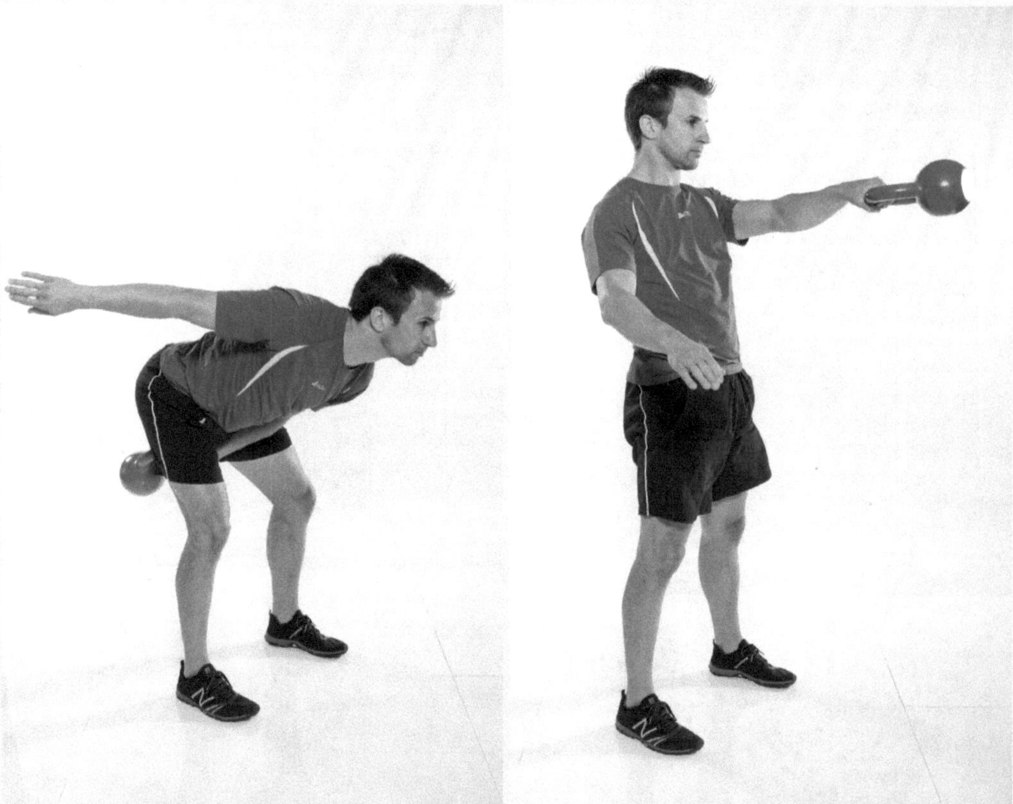

Der Einhand-Swing

Clean

- Hüftstreckung und Rückenhaltung wie beim Swing.
- Die Kettlebell schwingt nahezu senkrecht dicht vor dem Körper nach oben.
- Der Ellenbogen bleibt am Körper.
- Die Schultern sind nach unten gezogen.
- Kettlebell, Arm und Oberkörper bilden in der Rackposition eine feste Einheit.

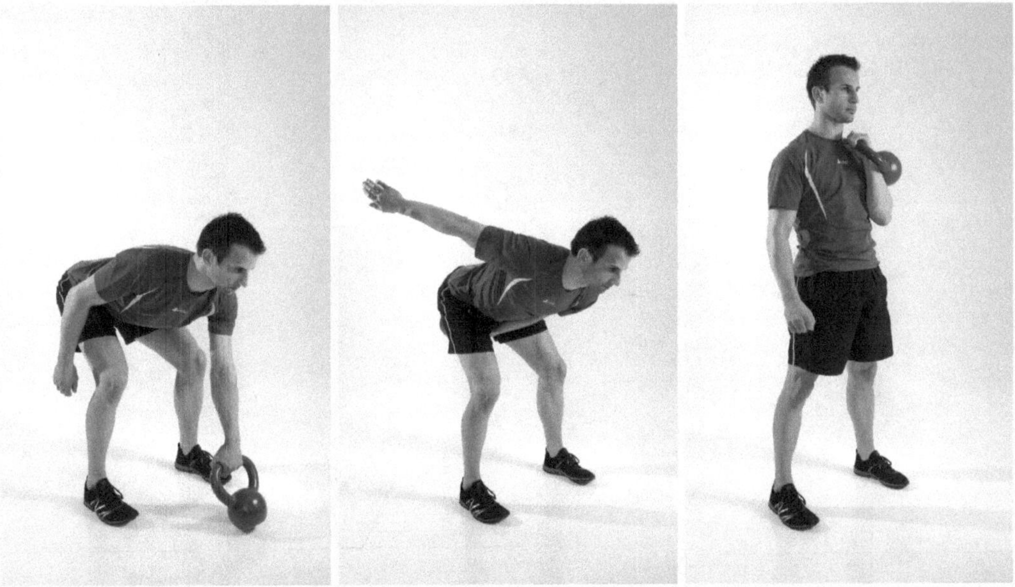

Der Clean

Overhead Press

- Knie und Hüften strecken.
- Bauch und Po anspannen.
- Schulter herunterziehen.
- Freie Hand zur Faust ballen und Fersen in den Boden drücken.
- Latissimus beim Hochdrücken und Herunterziehen anspannen.
- Overhead Lockout (bis zur Ellenbogenstreckung hochdrücken).

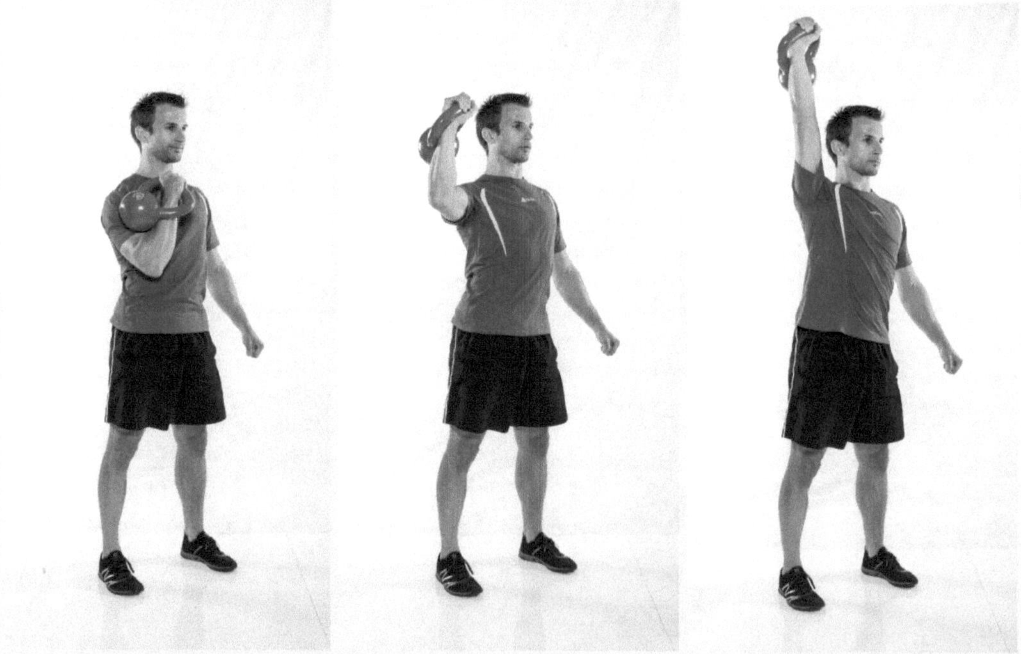

Die Overhead Press

Front Squat

- Füße »verwurzeln« oder leicht nach außen schieben.
- Wirbelsäule bleibt aufrecht.
- Hohe Bauchspannung.
- Fersen am Boden lassen.
- Knie zeigen in Richtung der Fußspitzen.
- In der untersten Position kurz bleiben und die Spannung halten.

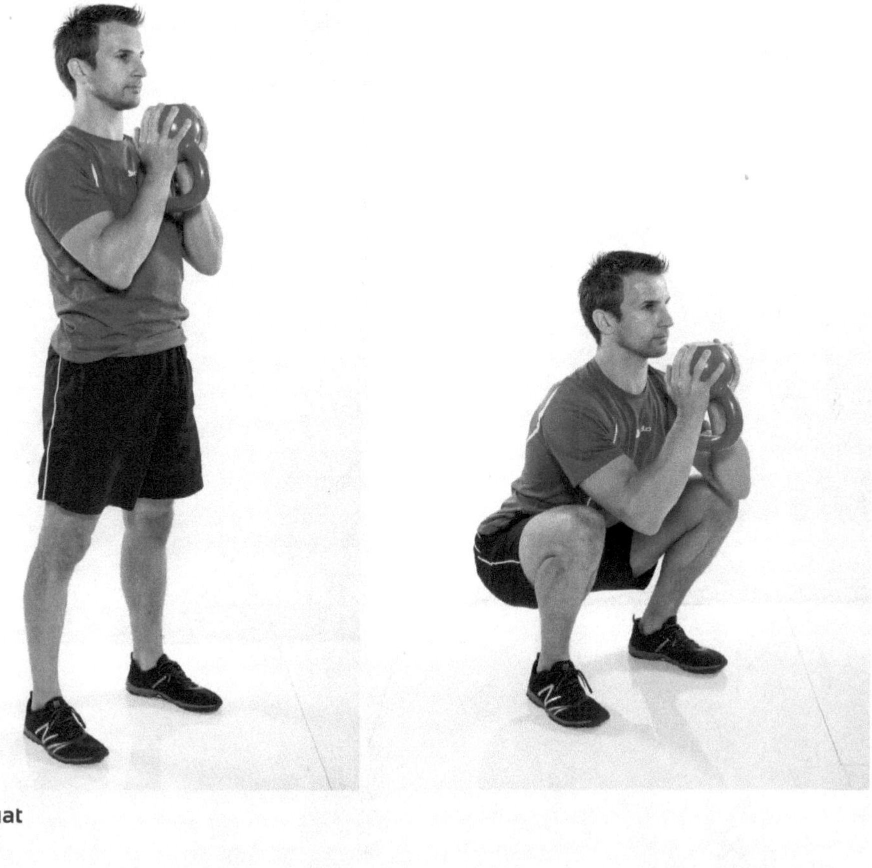

Der Front Squat

Turkish Get-up

- Kettlebell mit beiden Händen dicht am Körper vom Boden anheben und nach der Übung wieder absetzen.
- Die Lendenwirbelsäule bleibt gerade bzw. in neutraler Position (Bauch anspannen).
- Der Griff liegt diagonal in der Hand.
- Der Ellenbogen und das Handgelenk bleiben immer gestreckt.
- Der Arm bleibt immer senkrecht. Jede Bewegung sollte auch mit einer sehr schweren Kettlebell sicher möglich sein.
- Die Schultern bleiben hinten unten.

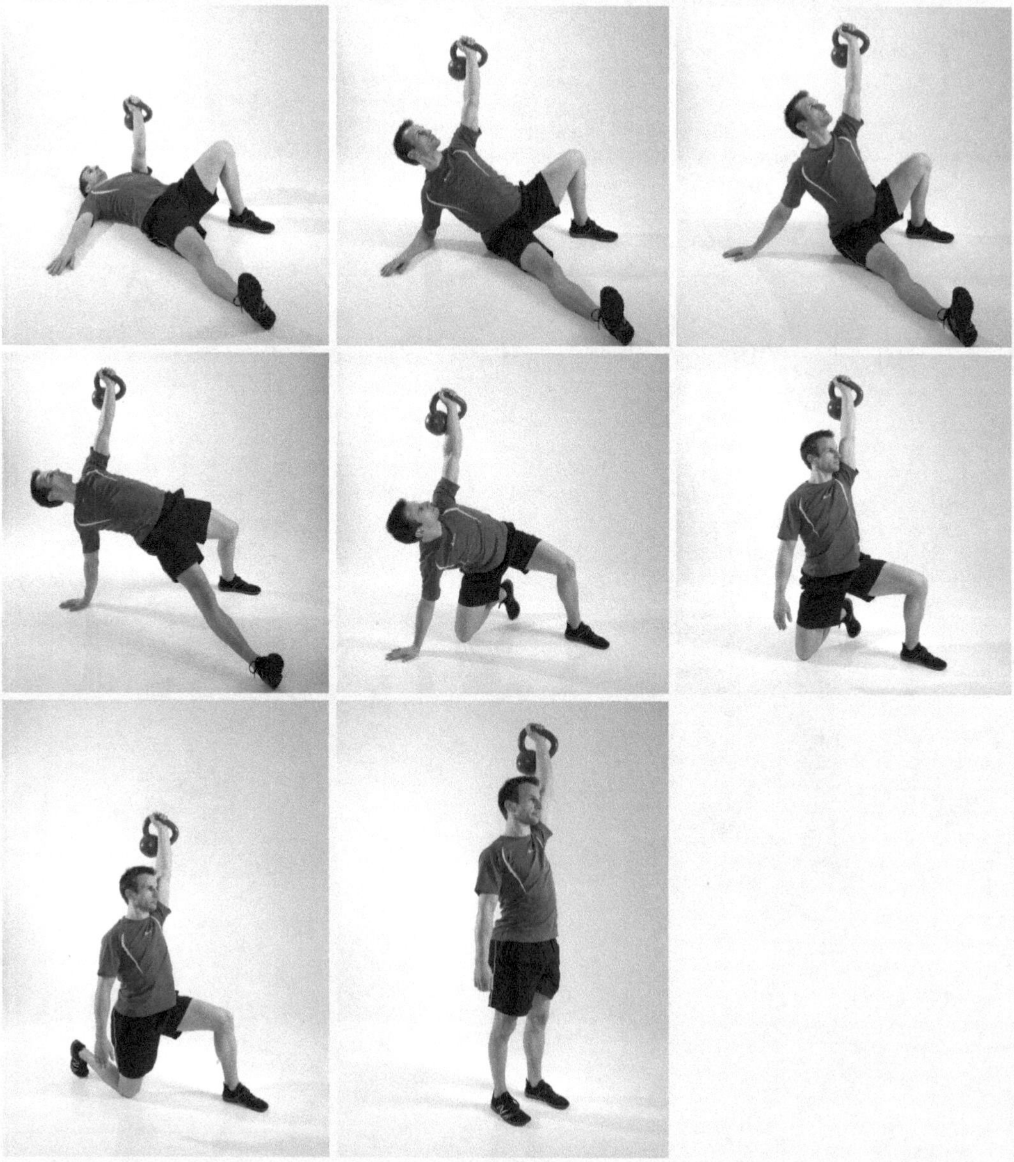

Der Turkish Get-up

Snatch

- Hüftbewegung wie beim Swing.
- Knie- und Hüftstreckung in der Endposition.
- Ellenbogen strecken, Schulter herunterziehen.
- Gestreckter Arm ist auf Ohrhöhe.
- Der Körper bleibt stabil und taumelt nicht.
- Wie ein Clean bis über den Kopf (die Kettlebell schwingt dicht vor dem Körper nach oben).

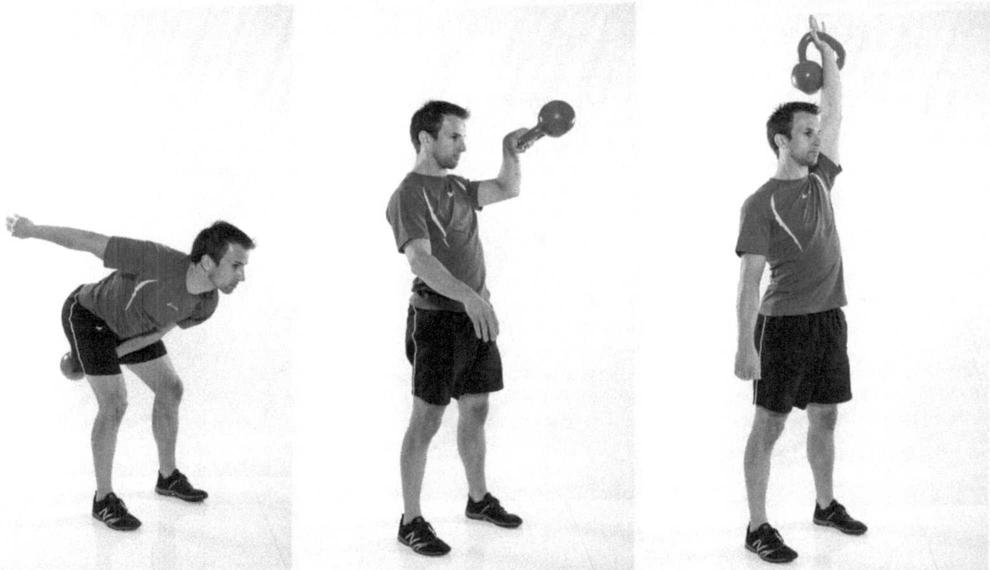

Der Snatch

Windmill

- Der Rücken bleibt gestreckt.
- Die Hüfte wird gebeugt und die Brustwirbelsäule rotiert.
- Das hintere Bein (in der Ausgangsposition unter der Kettlebell) bleibt gestreckt und senkrecht (Hüfte über der Ferse).
- Das meiste Gewicht wird auf die hintere Ferse verlagert.
- Das vordere Knie bleibt mindestens leicht gebeugt und zeigt in Richtung Fußspitze.
- Der Ellenbogen (des oberen Arms) bleibt gestreckt und die Schulter wird beim Aufstehen aktiv nach hinten unten gezogen/»geschraubt«.
- Durch die hintere Ferse hochdrücken.

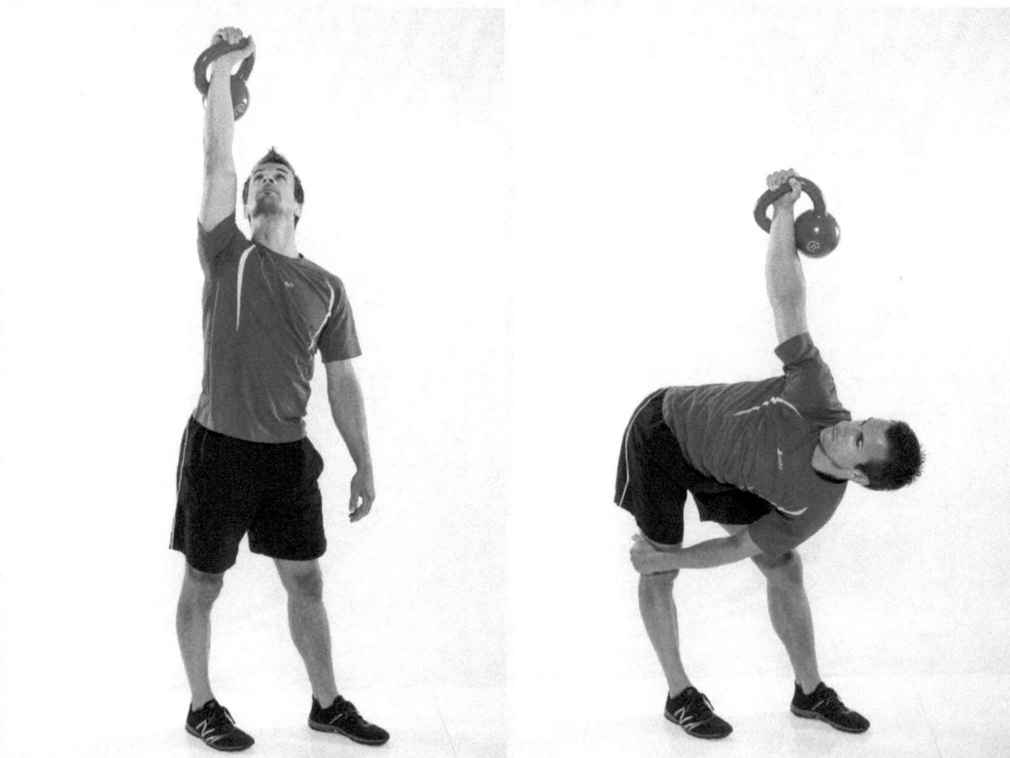

Die Windmill

Ausfallschrittkniebeuge

- Das vordere Knie zeigt immer nach vorne zur Fußspitze.
- Oberkörper aufrecht lassen, Schultern nach hinten unten ziehen, Bauch anspannen.
- Explosiv wieder zurück in den Stand drücken.

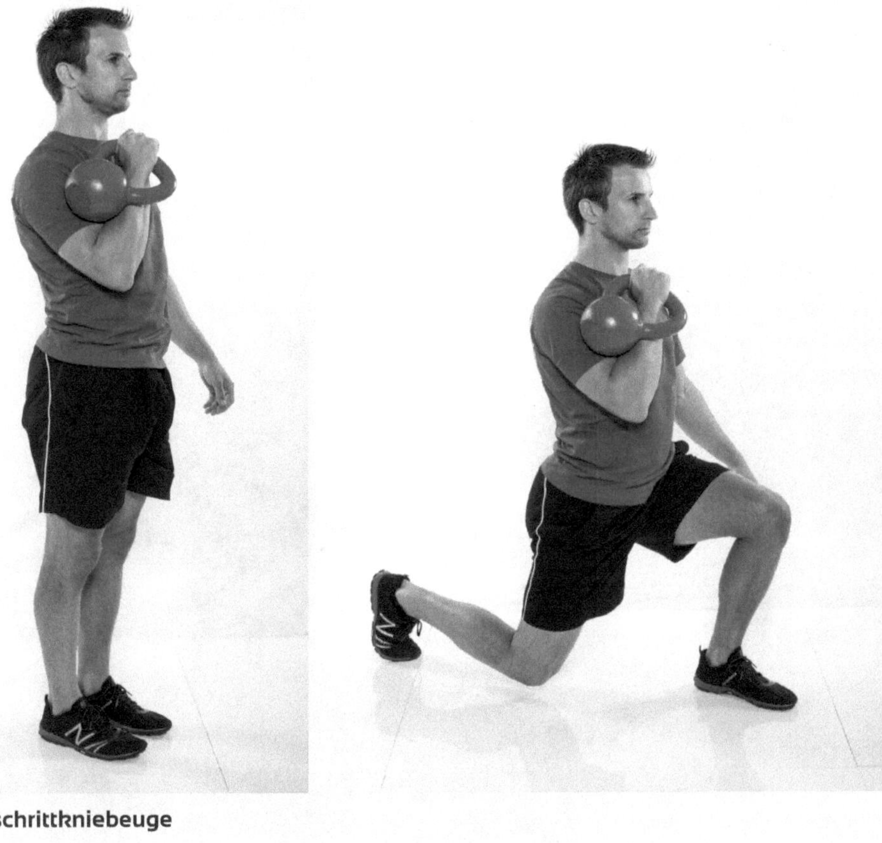

Die Ausfallschrittkniebeuge

Pistol

- Das vordere Knie zeigt immer nach vorne zur Fußspitze.
- Die Ferse bleibt am Boden.
- Der Oberkörper sollte möglichst aufrecht bleiben.

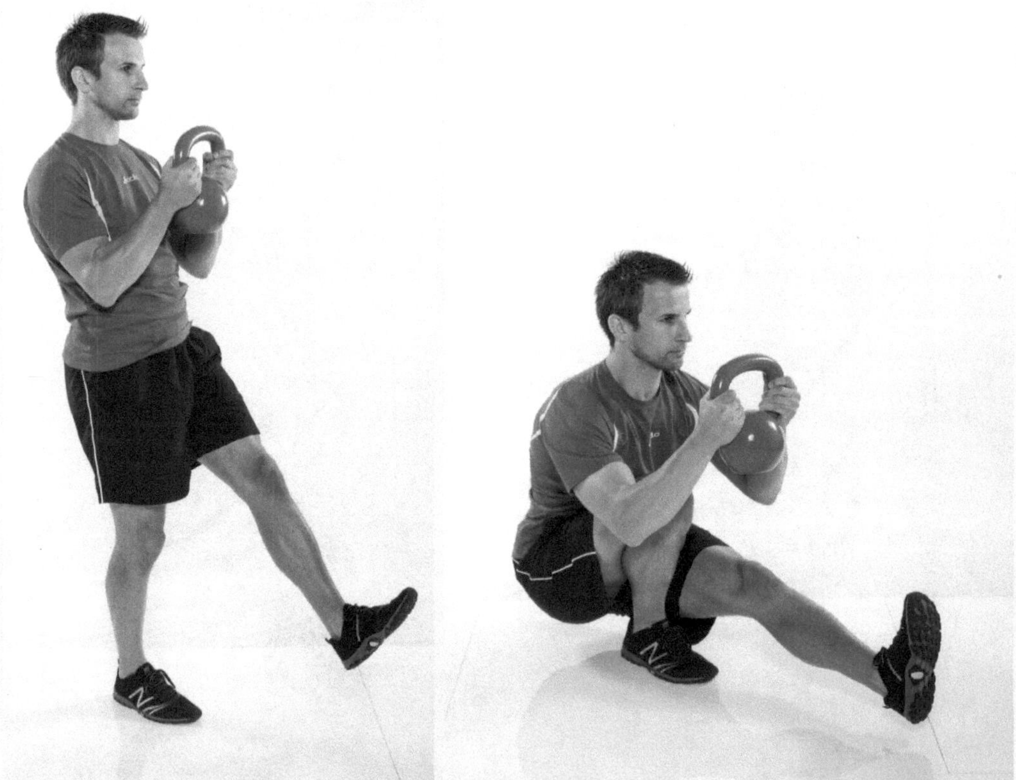

Die Pistol

Push Press

- Kurz in die Knie gehen, dann explosiv durch den Mittelfuß hochdrücken.
- Knie zeigen immer in Richtung der Fußspitzen.
- Die Kettlebell bewegt sich im Vergleich zur Overhead Press vor dem Körper hoch.
- Die Knie bleiben nach der Streckung gestreckt, nicht nachfedern.
- Ellenbogen strecken.
- Der Blick ist geradeaus nach vorne gerichtet.
- Für Sportler: Nur in der Überkopfposition pausieren, NICHT in der Rackposition. Von dort aus wird die Kettlebell direkt nach oben gestoßen.
- Auf dem Rückweg die Kettlebell herunterfallen lassen und unter Bauchspannung aus den Beinen abfedern.

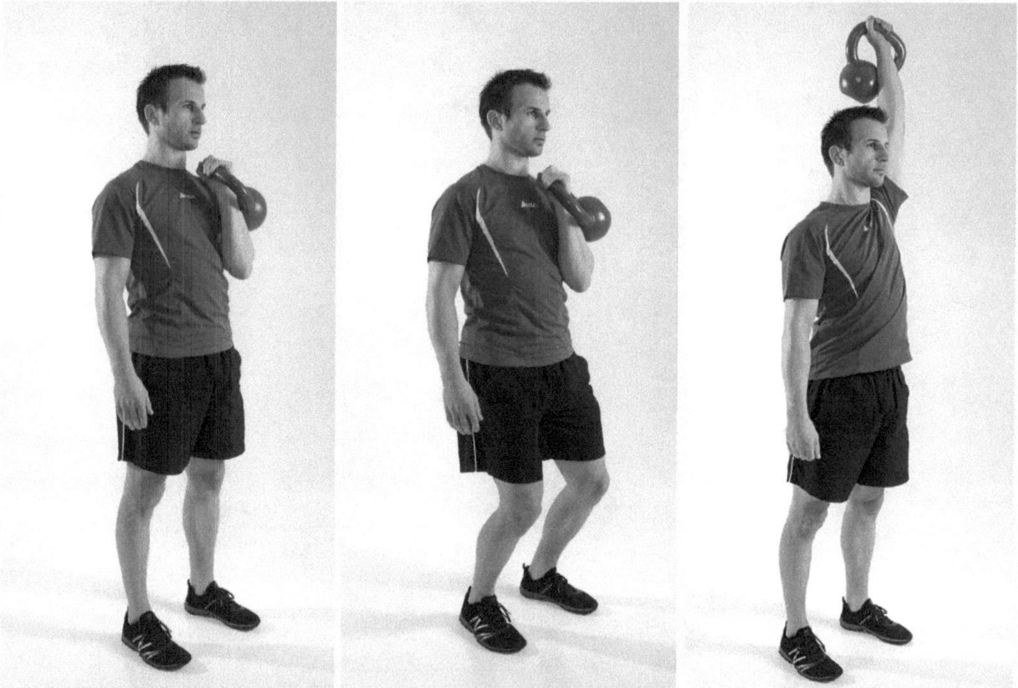

Die Push Press

Jerk

- Kurz in die Knie gehen, dann explosiv durch den Mittelfuß hochdrücken.
- Die Knie zeigen immer in Richtung der Fußspitzen.
- Sobald die Kettlebell durch den explosiven Streckimpuls der Beine nach oben beschleunigt wird, erfolgt ein maximal schnelles, kurzes Abtauchen oder Einfedern der Knie und das Becken wird nach hinten unten geschoben, so dass die Kettlebell am gestreckten Arm aufgefangen wird, bevor sie sich wieder nach unten bewegt.
- Dann erfolgt ein letztes Strecken der Beine zum aufrechten Stand.

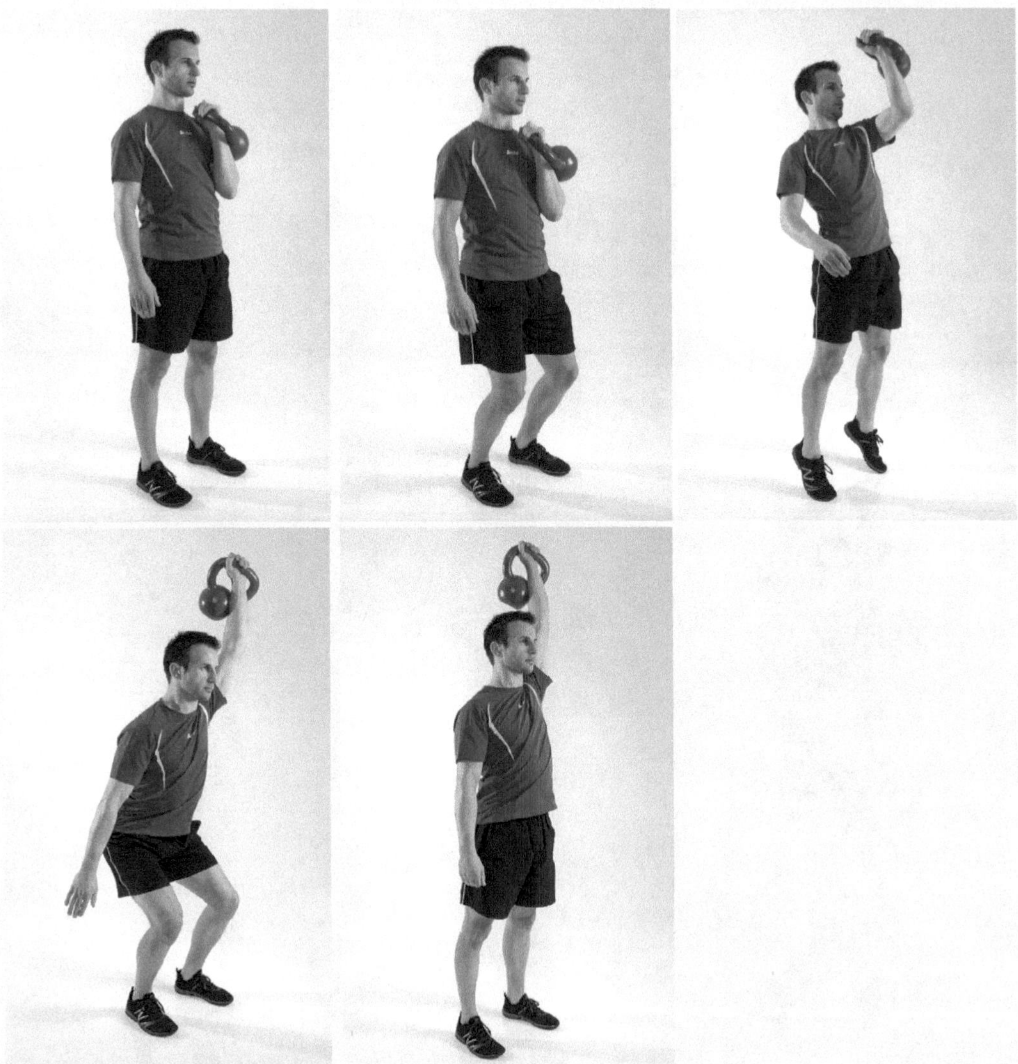

Der Jerk

Bent-over Row

- Hüft- bis schulterbreite Schrittstellung, wobei der hintere Fuß nur auf der Fußspitze stehen sollte, um noch Haltungskorrekturen vornehmen zu können.
- Der Unterarm ist auf dem vorderen Oberschenkel abgestützt und der Rücken gestreckt.
- Die Becken- und die Schulterachse bleiben parallel zum Boden (Achtung: nicht seitlich aufdrehen!).
- Die Hand zieht zum Bauch und der Ellenbogen eng am Körper nach oben.
- Die Schultern werden nach hinten unten gezogen.

Der einhändige Bent-over Row

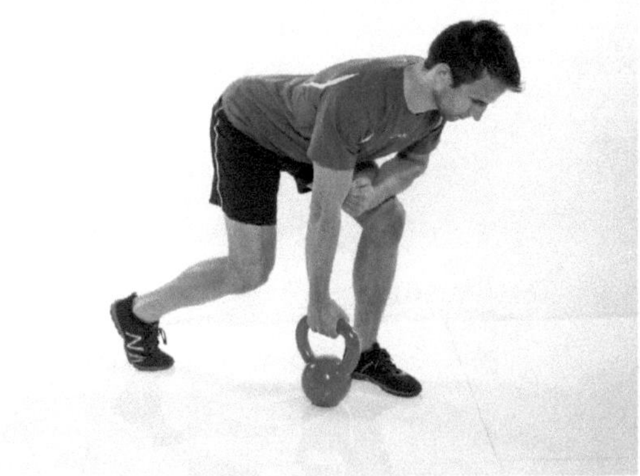

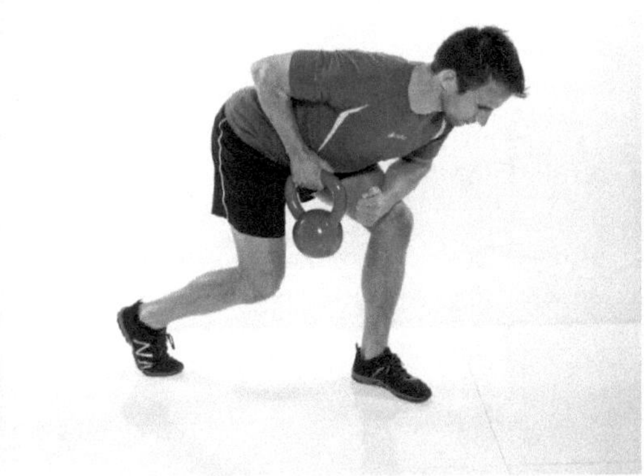

Der Double Bent-over Row

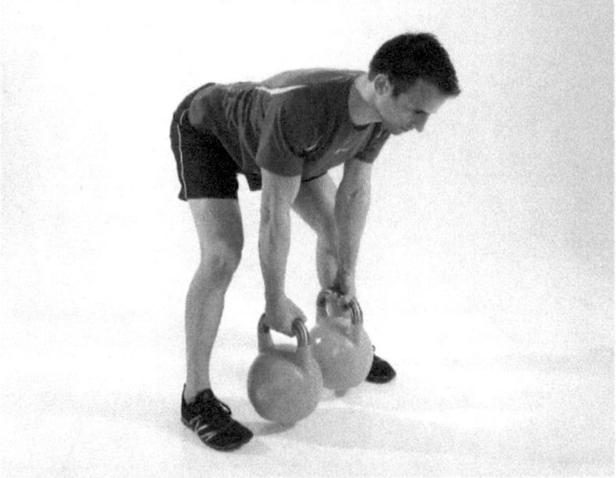

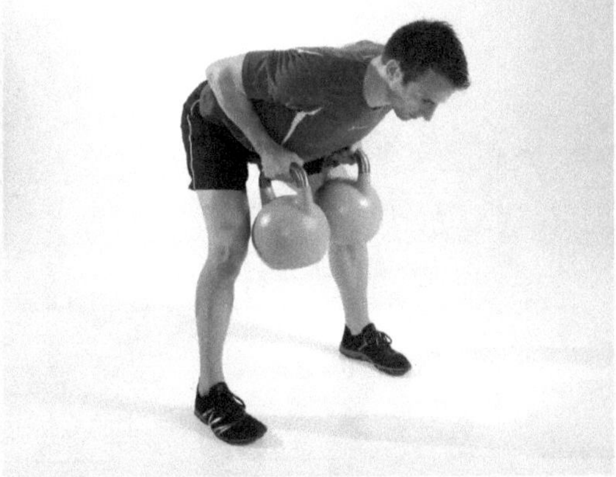

Double Swing

- Siehe Swing, nur dass die Füße etwas breiter stehen und eine höhere Rumpfspannung erforderlich ist.

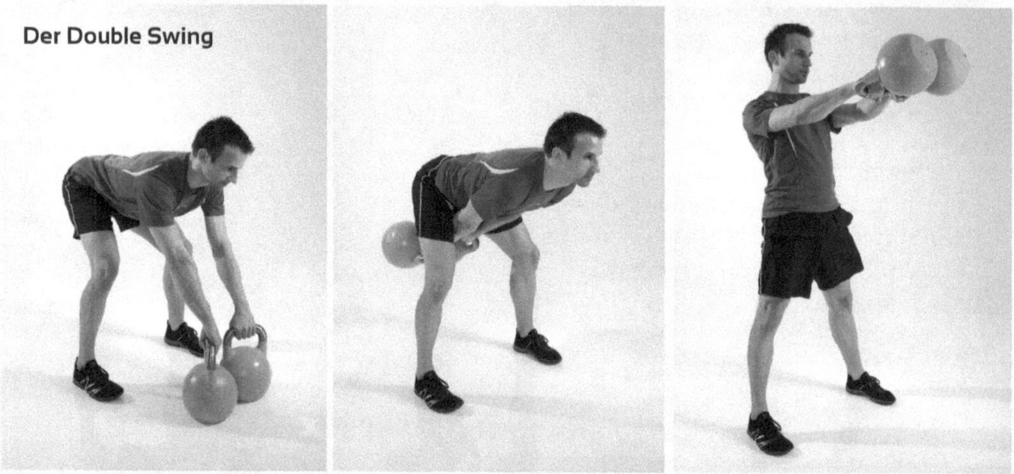

Der Double Swing

Double Clean

- Siehe Clean, nur dass die Füße etwas breiter stehen und eine höhere Rumpfspannung erforderlich ist.

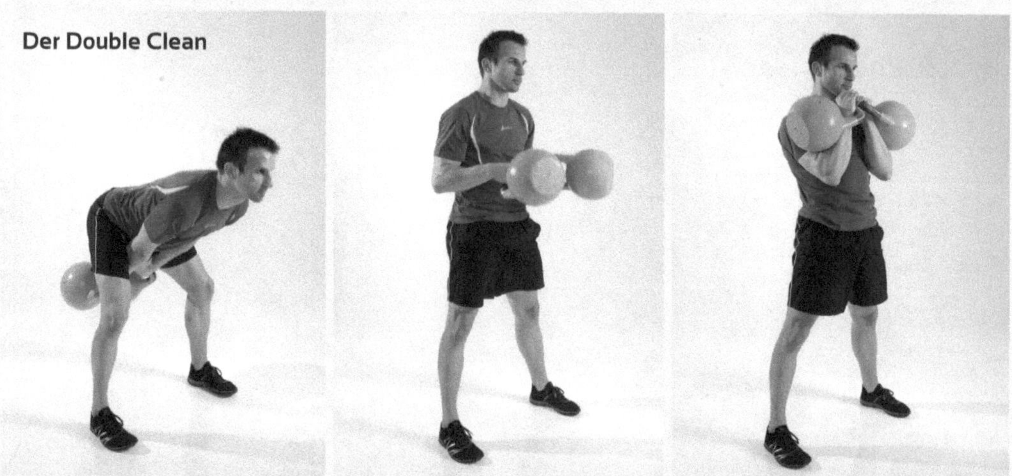

Der Double Clean

Double Overhead Press / Double Push Press / Double Jerk

- Siehe Overhead Press, Push Press und Jerk, nur dass die Füße etwas breiter stehen und eine höhere Rumpfspannung erforderlich ist.

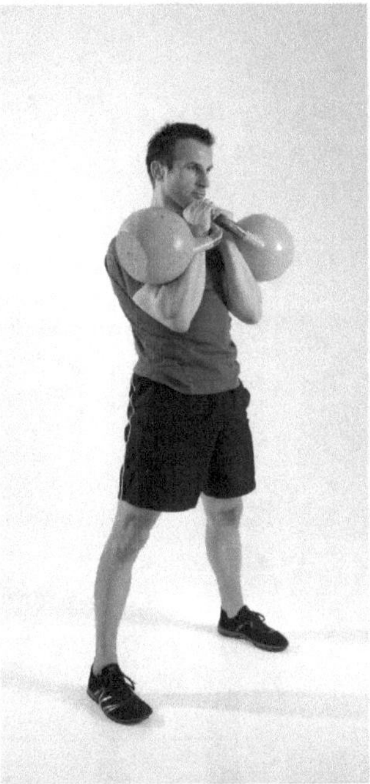

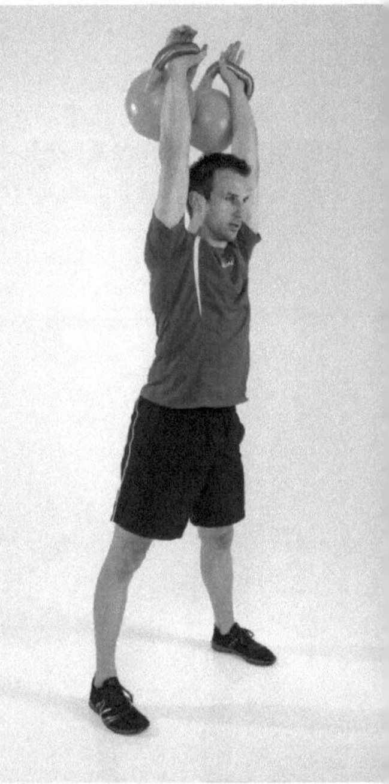

Die Double Overhead Press

Sea Saw Press

- Die Kettlebells bewegen sich wie eine Wippe gegengleich, d. h. eine wird nach oben gedrückt, während zeitgleich die andere abgesenkt wird.

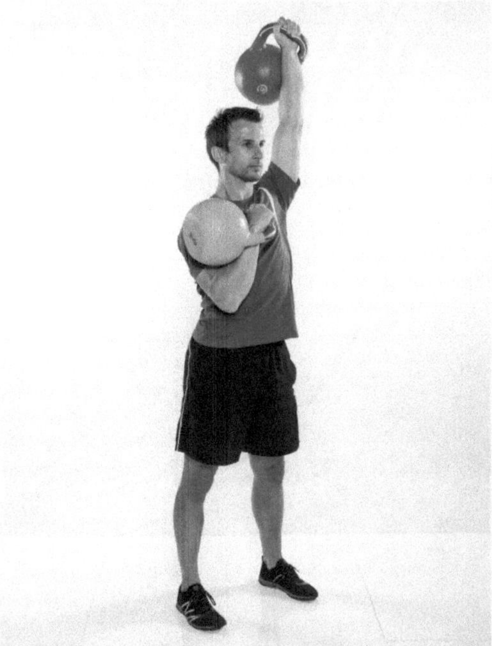

Die Sea Saw Press

Double Front Squat

- Siehe Front Squat, nur dass die Füße etwas breiter stehen und eine höhere Rumpfspannung erforderlich ist.

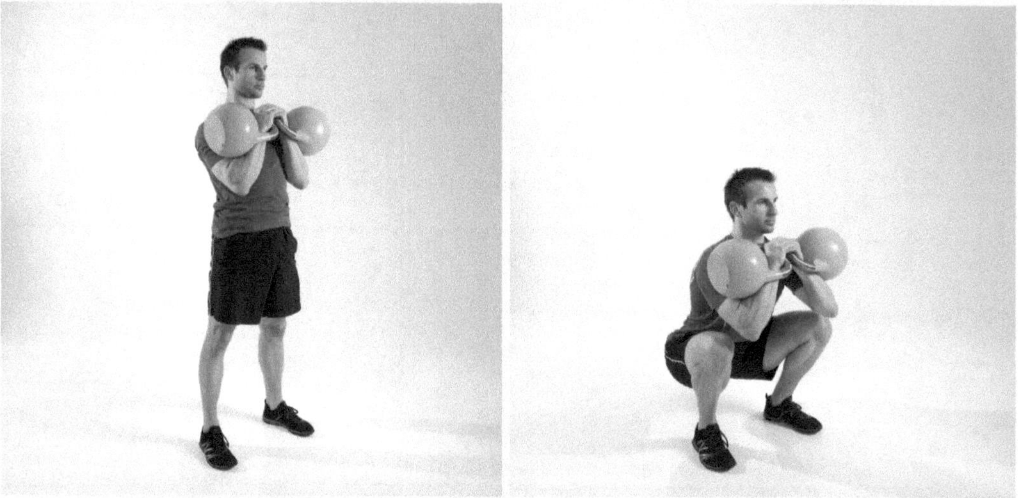

Der Double Front Squat

Renegade Row

- Der Körper bleibt steif wie ein Brett, Sprung-, Knie-, Hüft- und Schultergelenke bleiben auf einer Linie.
- Das Becken darf sich nicht bewegen bzw. seitlich aufdrehen (Bauch und Po fest anspannen).
- Ein Arm zieht, während der andere nach unten drückt.

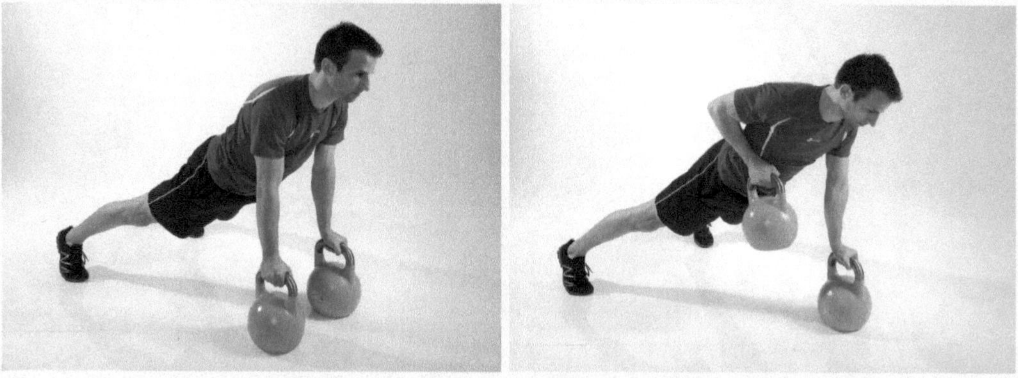

Der Renegade Row

Farmer's Walk

- Brustbein und Kopf anheben, Schultern nach hinten unten ziehen, Bauch anspannen.

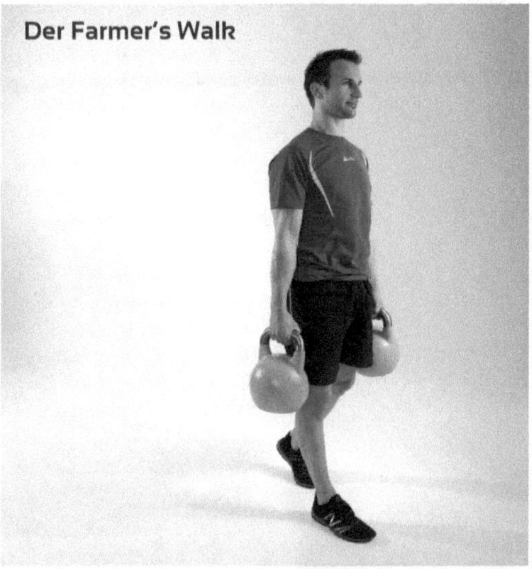
Der Farmer's Walk

Suitcase Carry (Farmer's Walk einseitig)

- Siehe Farmer's Walk.

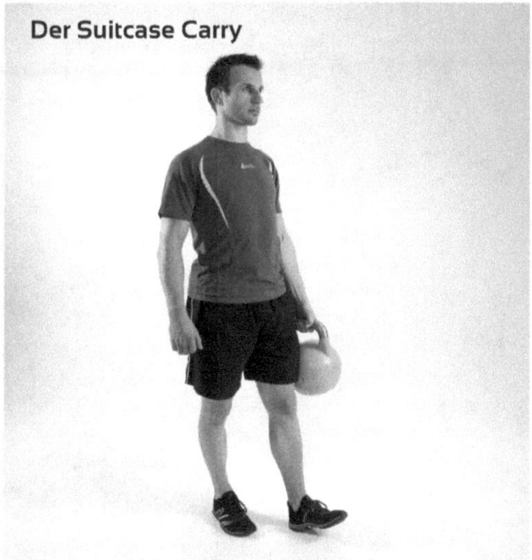
Der Suitcase Carry

Overhead Walk (Varianten)

- Siehe Farmer's Walk.

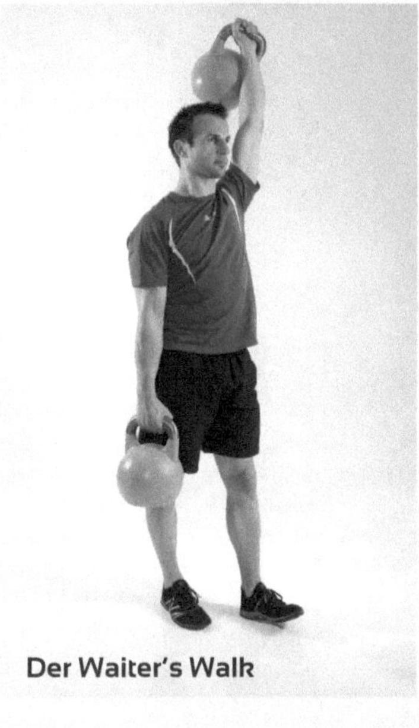
Der Waiter's Walk

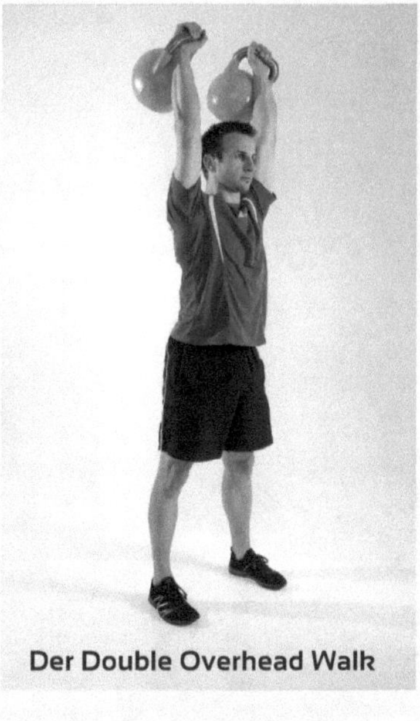
Der Double Overhead Walk

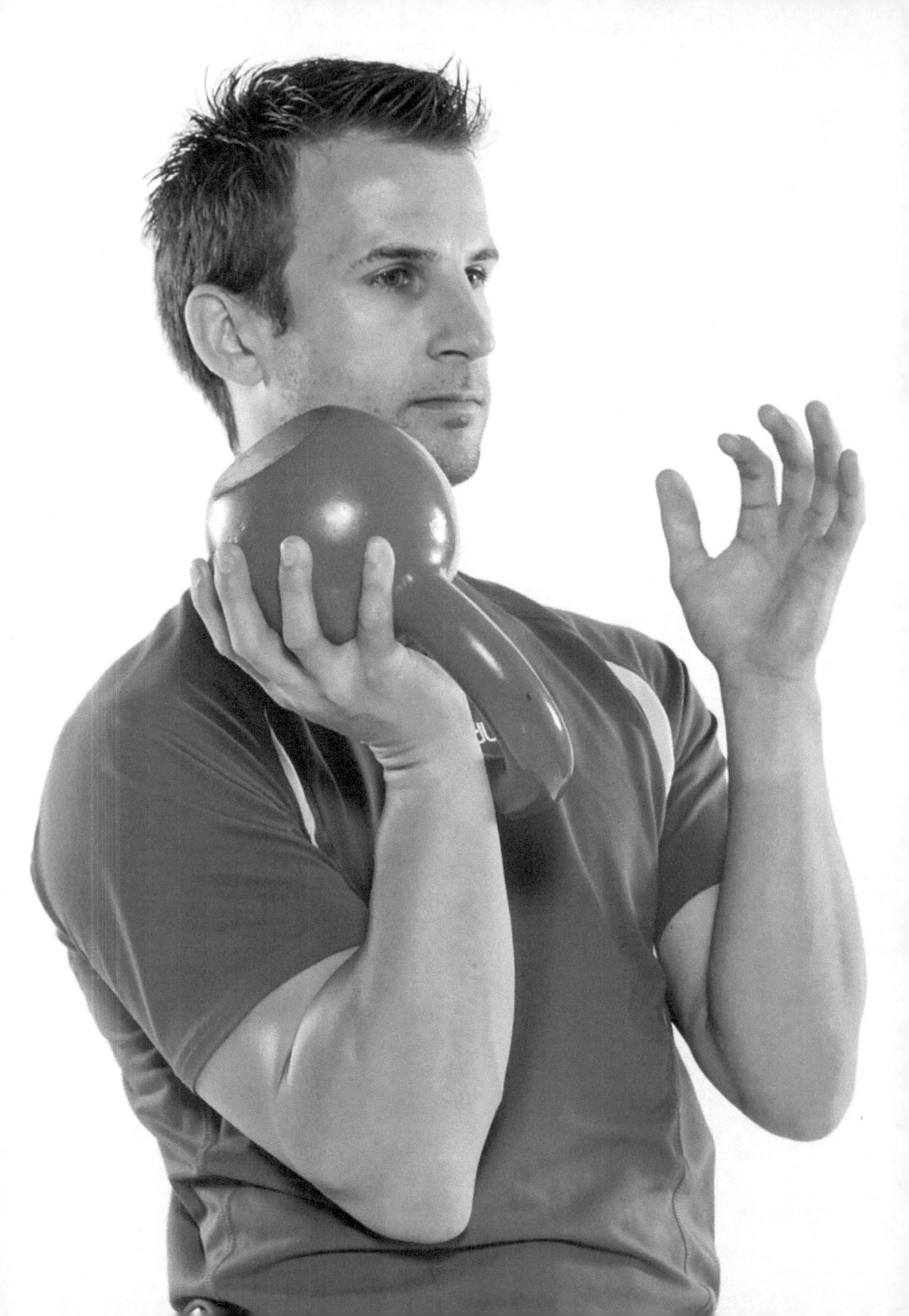

KAPITEL 2

GRUNDLAGEN DER TRAININGSSTEUERUNG

Grundlagen zur Trainingsmethodik

Das persönliche Trainingsziel, die Zusatzbelastungen durch eine eventuelle Hauptsportart, Stress, das Schlaf- und Ernährungsverhalten, körperliche Voraussetzungen, Trainingserfahrung sowie der aktuelle Leistungsstand sind einige wichtige individuelle Faktoren, die ein Trainingsprogramm berücksichtigen muss und es – soweit das gelingt – einzigartig machen. Das Grundgerüst aus Häufigkeit, Trainingsvorbereitung, Stabilität, Kraftübungen, Ausdauer, Entspannung und Regeneration ist dagegen meistens vergleichbar. Im Grunde genommen sind bei der Trainingsplanung nur sechs Bewegungen zu berücksichtigen, die ein Sportler trainieren kann: Ziehen, Drücken, Kniebeugen, Rotation, Hüftstreckung und Fortbewegung (wozu z. B. Rollen, Krabbeln, Gehen, Laufen und Springen, aber auch Radfahren oder Schwimmen gehören).

Diese sechs Bewegungen decken sämtliche sportartspezifischen Bewegungen ab, teilweise durch ihre Kombination. Grundsätzlich sollte der Trainierende häufig stehend üben und klassische Sequenztrainingsmaschinen meiden. Die Selbststabilisierung im freien Stehen ist alltagsnäher und kann Überlastungserscheinungen durch wiederholt durchgeführte identische Bewegungen vermeiden.

Andere Trainingssysteme nehmen noch die Bereiche Balancieren, Werfen und Fangen, Verteidigen, Tragen und Gegenstände ziehen mit ins Trainingsprogramm auf.

Trainingshäufigkeit

Eine ideale Trainingsplanung sieht vier bis sechs »aktive« Tage pro Woche mit jeweils 30 bis 60 Minuten Training vor. Die Praxis zeigt allerdings, dass drei bis vier solcher Tage pro Woche mit jeweils 30 bis 60 Minuten Training für die meisten Menschen realistischer sind.

Davon sollten zwei bis drei (bei sehr Fortgeschrittenen auch vier) Einheiten kraftbetont und ein bis drei Einheiten ausdauerbetont gestaltet werden. Als Minimum sind zwei Trainingseinheiten pro Woche mit jeweils etwa 60 Minuten zu empfehlen, wobei mehrere kürzere Einheiten vorzuziehen sind.

An den anderen Tagen sollten Sie natürlich auch körperlich aktiv sein, um den passiven Sitzalltag zumindest etwas zu kompensieren. Sie können beispielsweise spazieren gehen, tanzen, an Ihrer Beweglichkeit arbeiten, sich vielfältig mit

Kindern bewegen oder eine andere Sportart betreiben: Tennis, Fußball, Kampfkunst, Tanzen oder was Ihnen Spaß macht.

Grobe Richtlinien

Krafttraining:

- Meist genügen 3 bis 6 Übungen, wobei sich Ober- und Unterkörperübungen abwechseln sollten.
- Führen Sie überwiegend 3 bis 5 Durchgänge pro Übung mit jeweils 3 bis 10 (12) Wiederholungen durch (je nach Trainingsziel kann das aber variieren, z. B. Kraft vs. Muskelaufbau vs. Körperfettreduktion; mit Kettlebells macht man meist nicht mehr als 3 bis 6 Wiederholungen pro Trainingssatz).
- Ziehende und drückende Übungen sollten sich ausgewogen abwechseln. Im Zweifel führen Sie mehr ziehende als drückende Übungen durch.

Ausdauertraining:

- Swings, Cleans, Snatches und andere ballistische Übungen (»Schwungübungen«) werden am besten in Intervallform durchgeführt, wobei die Pause in der Regel so lang dauern sollte, bis sich der Atem wieder deutlich beruhigt hat.
- Für Anfänger eignet sich zunächst meist eine im Vergleich zur Belastung zwei- bis dreifache Pausenzeit (z. B. 15 s Swings, dann 30–45 s Pause).
- Mit steigender Fitness kann dann die Pausenzeit langsam verkürzt und/oder die Belastungszeit verlängert werden, z. B. 30 s Swings, 30 s Pause oder 40 s Swings, 20 s Pause.
- Das Ausdauertraining sollte immer nach dem Krafttraining oder an einem separaten Tag durchgeführt werden. Idealerweise sollten Sie jeweils zwei- bis dreimal pro Woche die Kraft und die Ausdauer trainieren.

Der Clean

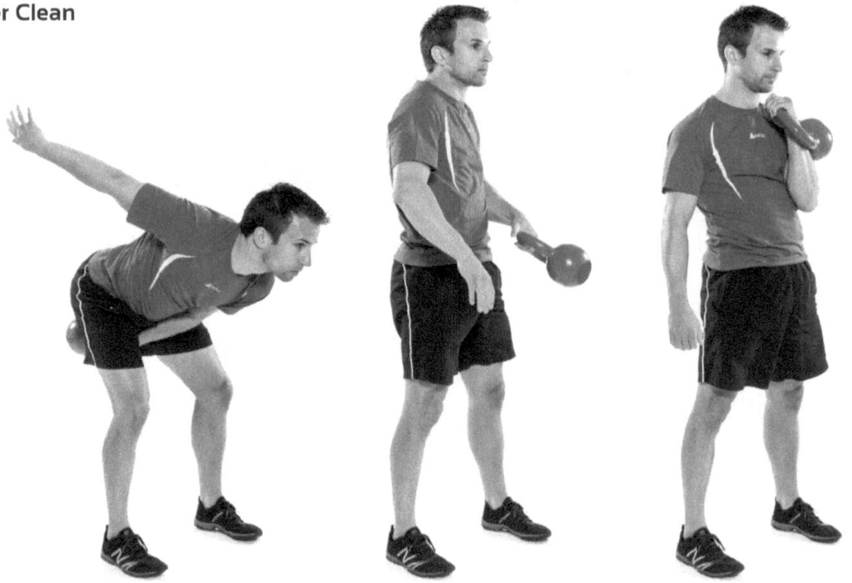

Beispielwochen (»frei« = an diesem Tag dennoch körperlich aktiv sein):

MONTAG	DIENSTAG	MITTWOCH	DONNERSTAG	FREITAG	SAMSTAG	SONNTAG
Kraft	**Ausdauer**	**frei**	**Kraft**	**frei**	**Ausdauer**	**frei**

oder

MONTAG	DIENSTAG	MITTWOCH	DONNERSTAG	FREITAG	SAMSTAG	SONNTAG
Kraft	**Ausdauer**	**frei**	**Kraft**	**Ausdauer**	**frei**	**frei**

oder

MONTAG	DIENSTAG	MITTWOCH	DONNERSTAG	FREITAG	SAMSTAG	SONNTAG
Kraft (leicht) + Ausdauer	**frei**	**Kraft (mittel) + Ausdauer**	**frei**	**Kraft (schwer) + Ausdauer**	**frei**	**frei**

oder

MONTAG	DIENSTAG	MITTWOCH	DONNERSTAG	FREITAG	SAMSTAG	SONNTAG
Kraft (mittel) + Ausdauer	**frei**	**Kraft (schwer) + Ausdauer**	**frei**	**Kraft (leicht) + Ausdauer**	**Ausdauer**	**frei**

oder

MONTAG	DIENSTAG	MITTWOCH	DONNERSTAG	FREITAG	SAMSTAG	SONNTAG
Kraft (leicht) + Ausdauer	**Ausdauer**	**Kraft (schwer) + Ausdauer**	**frei**	**Kraft (mittel) + Ausdauer**	**Ausdauer**	**frei**

Inhalte einer modernen Trainingseinheit

In ein solides Trainingsprogramm gehören die Komponenten Beweglichkeit, (Rumpf-)Stabilität, Schnelligkeit und Explosivität, Kraft und Ausdauer sowie Regenerationsmaßnahmen.

Vereinfacht ausgedrückt sollte ein Trainingsprogramm immer folgende Komponenten enthalten:

- Ziehen aus dem Oberkörper (horizontal/vertikal)
- Drücken aus dem Oberkörper (horizontal/vertikal)
- Höhenwechsel (hüft- und kniedominante Unterkörperübungen)
- (Anti-)Rotation
- Fortbewegung

Eine moderne Trainingseinheit enthält meist folgende Elemente:

- Trainingsvorbereitung (»Aufwärmen«)
- Krafttraining (»Hauptteil 1«)
- Stoffwechseltraining (Ausdauer, »Hauptteil 2«)
- Einleitung der Regeneration (»Abwärmen«)

Trainingsvorbereitung (»Aufwärmen«)

Jedes Training sollte gut vorbereitet werden, um das Verletzungsrisiko zu senken und die Leistungsfähigkeit zu erhöhen. Die klassische Vorgehensweise des Aufwärmens (10 bis 20 Minuten walken, laufen, Rad fahren o. Ä.) kann als überholt betrachtet werden und wird den Anforderungen an ein effektives Training nicht gerecht.

Die Trainingsvorbereitung wird idealerweise durch Übungen gestaltet, die uns beweglicher machen, die Muskulatur und das Nervensystem aktivieren, den Stoffwechsel anregen, die Körpertemperatur und die Atemtätigkeit erhöhen, natürliche Bewegungsmuster in allen Bewegungsebenen wieder anbahnen oder schulen und individuelle Schwachstellen im Bewegungsablauf oder am Bewegungsapparat korrigieren. Dadurch sinkt das Verletzungsrisiko, die Leistungsfähigkeit steigt und die Fokussierung auf das Training wird erhöht.

Körperliche Schwachstellen (wie beispielsweise unbewegliche oder instabile Gelenkbereiche) sollten bereits im Aufwärm- oder Vorbereitungsprogramm durch spezielle Korrekturübungen berücksichtigt werden.

Zusammengefasst beinhaltet eine solide Trainingsvorbereitung:

- Übungen zur Verbesserung der Gewebequalität (z. B. Faszientechniken)
- Übungen zur Verbesserung der Beweglichkeit (Gelenkmobilisation), vor allem für die Sprung-, Hüft- und Schultergelenke sowie für die Brustwirbelsäule.
- Übungen zur Aktivierung vor allem der Gesäß- und Hüftmuskeln sowie der Rumpf- und Schulterblattmuskeln
- individuelle Korrekturübungen
- dynamische Bewegungen in alle Richtungen und in allen drei Bewegungsebenen

Krafttraining (»Hauptteil 1«)

Der Hauptteil ist in der Regel kraftbetont, weil sich durch ein gezieltes Krafttraining pro Zeitaufwand generell die besten Ergebnisse hinsichtlich der Gesundheit, der Fitness und der Körperformung erzielen lassen. Je nach Methodik lässt sich dadurch bereits auch die Ausdauer verbessern.

Stoffwechseltraining (Ausdauer, »Hauptteil 2«)

Ergänzend zum Krafttraining empfiehlt es sich, ein spezielles Stoffwechsel- bzw. Ausdauertraining durchzuführen, um die entsprechenden Energiesysteme gezielt ansprechen und trainieren zu können. Hier hat sich in den letzten Jahren ein intensives Intervall- oder Kraftausdauertraining durchgesetzt, weil sich damit die besten Ergebnisse hinsichtlich der Verbesserung des Stoffwechsels und der Herz-Kreislauf-Fitness erzielen lassen – zumindest im Verhältnis zur aufgewandten Zeit. Manche bezeichnen diese Art des Trainings auch als »Metabolic Conditioning« oder kurz »MetCon«-Training.

Einleitung der Regeneration (»Abwärmen«)

Schließlich sollte die Regeneration aktiv eingeleitet werden, um dem Körper dabei zu helfen, sich schneller auf die Erholungsprozesse umzustellen.

Möchte man das Training inhaltlich aufschlüsseln, so wird in einer alles umfassenden Ganzkörpertrainingseinheit häufig folgende Reihenfolge durchgeführt:

- Myofasziale Selbstentspannung (Massage, Triggerpunktbehandlung)
- Gelenkmobilisierende Übungen, dynamisches Aufwärmen von Ober- und Unterkörper (z. B. Ausfallschritte, Halos usw. inkl. Korrekturübungen)
- Rumpfstabilität
- Schnellkraft-/Explosivitäts-/Elastizitätstraining
- Krafttraining
- Stoffwechseltraining/Entwicklung der Energiesysteme («Ausdauertraining«)
- Regeneration (Lockerungsübungen, Massage, Stretching, Ernährung)

Trainingsvorbereitung (»Aufwärmen«)

1. Myofasziale Selbstentspannung, Massage und Triggerpunktbehandlungen mit einer Hartschaumrolle (Foam Roller) oder einem Tennisball können Verspannungen in Muskel- und Faszienbereichen lösen – Dauer: circa 3 bis 10 Minuten

Rollen Sie 30 bis 60 Sekunden lang mit leichtem Druck langsam auf den verspannten Stellen hin und her oder halten sie Triggerpunkte gedrückt, bis das Spannungsgefühl deutlich nachlässt. Dies verbessert unter anderem die Beweglichkeit und den Blutfluss und kann Verletzungen vorbeugen. Sehen Sie hierzu auch die ausführlichen Anleitungen in meinem Buch *Das große Kettlebell-Trainingsbuch*.

Alternativ lassen sich Muskelspannungen auch durch verschiedene Mobilisierungs-, Lockerungs- und Atemübungen reduzieren.

2. Gelenkmobilisierende Übungen, dynamisches Aufwärmen, Korrekturübungen – Dauer: circa 10 bis 15 Minuten

Anschließend sollte man bei der Trainingsplanung dynamische Übungen einbauen, die zumindest die großen Gelenke mobilisieren, das Zentralnervensystem, die Muskeln, den Stoffwechsel und den Kreislauf aktivieren, die Körpertemperatur und die Atemtätigkeit erhöhen, natürliche Bewegungsmuster in allen Bewegungsebenen wieder anbahnen und schulen sowie eingeschränkte Bewegungsabläufe korrigieren.

Auf jeden Fall sollte man an seinen individuellen Schwachstellen arbeiten. Dies sind meistens zu unbewegliche oder zu instabile Gelenkstrukturen und koordinative Schwierigkeiten bei Bewegungsabläufen. Viele Menschen benötigen mehr Stabilität im Schulterblatt- und Rumpfbereich und beweglichere Hüftgelenke. Um die Schwachstellen herauszufinden, empfehlen sich vor Aufnahme eines Trainingsprogramms

Massagen mit einer Hartschaumrolle lösen Verspannungen im Muskelgewebe, verbessern die sportliche Leistung und verringern die verletzungsgefahr.

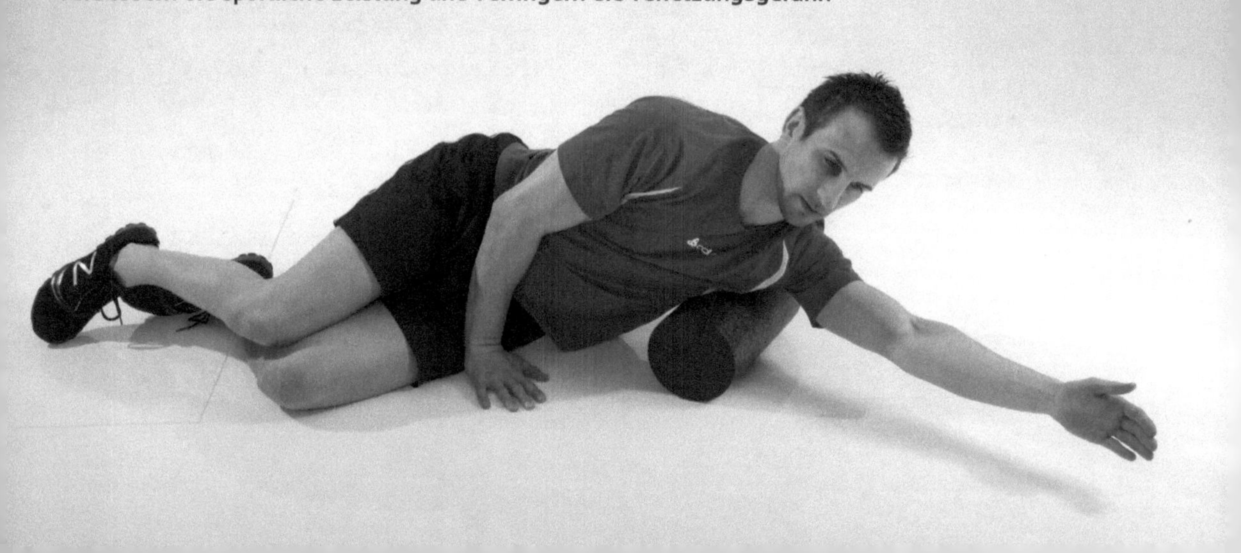

Mobilisationskomplex

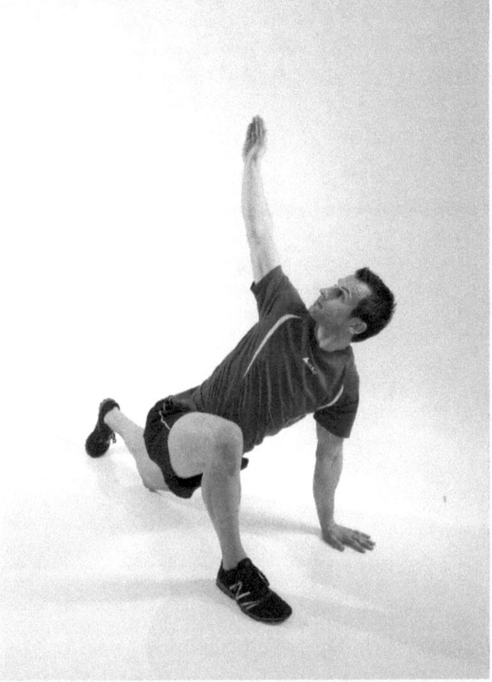

Der Halo

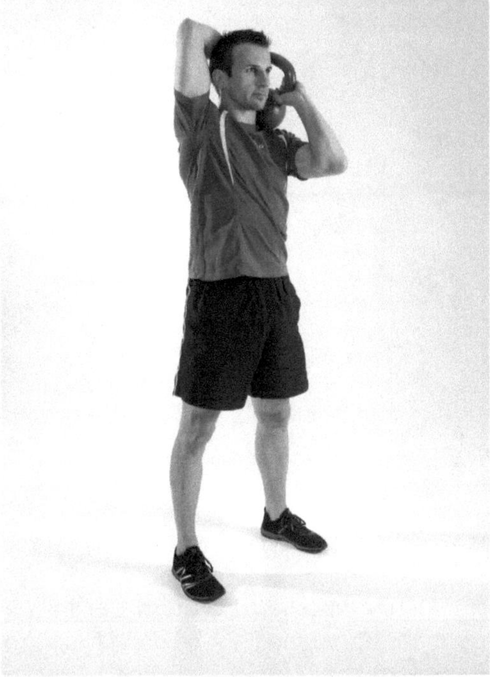

eine funktionelle Bewegungsuntersuchung beim (Sport-)Physiotherapeuten oder ein funktionelles Bewegungsscreening (z. B. »Functional Movement Screen«) bei einem erfahrenen Trainer.

Nach der gezielten Arbeit an den Korrekturübungen, welche etwa 3–5 min dauert, ist der Übergang zu dynamischeren »Aufwärmübungen« zu empfehlen.

Beispielübungen: Halo, Sling Shot, Achterkreisen, Windmill, Turkish Get-up, Ausfallschritte, Kniebeugen, Liegestütze, Ruderzüge, Rotationsbewegungen in den Hüften und der Brustwirbelsäule, diverse Laufbewegungen, Krabbeln, Hampelmann oder andere Sprungvarianten.

3. Rumpfstabilität – Dauer: circa 3 bis 5 Minuten

Übungen, die eine Überstreckung der Lendenwirbelsäule und eine Rotation des Rumpfes verhindern, sollten die ersten Übungen der Wahl sein, wenn es um die Rumpfstabilisierung geht. Dies dient nicht nur einer besseren Kraftübertragung vom Unter- in den Oberkörper, sondern kann auch dabei helfen, Rückenbeschwerden zu lindern oder vorzubeugen. Dazu gehören neben sämtlichen Plank-Varianten auch Übungen, bei denen der Oberkörper instabil und der Unterkörper stabil platziert werden und umgekehrt, beispielsweise Hände oder Füße im Slingtrainer oder auf einem großen Gymnastikball. Bei Rotationsbewegungen sollte man meist den Rumpf stabilisieren, während die Rotation in den Hüftgelenken und teilweise auch in der Brustwirbelsäule erfolgt. Hierzu zählen beispielsweise Medizinballwürfe oder diagonale

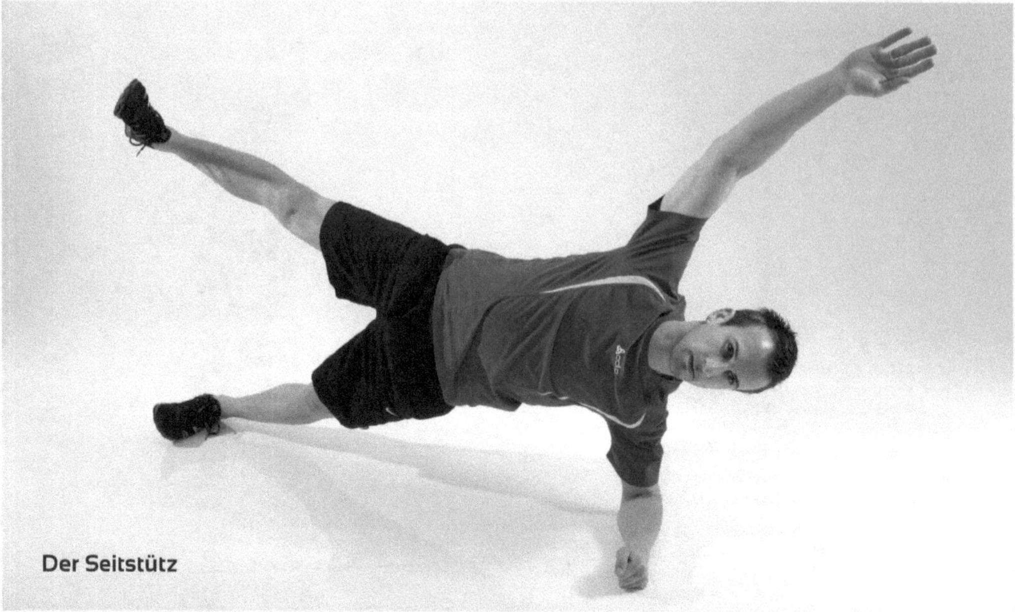
Der Seitstütz

Bewegungen (wie Chop und Lift im halben Kniestand) mit Gummibändern, Tubes oder am Kabelzug. Ein bis drei Übungen genügen in der Regel pro Einheit. Als grobe Faustregel kann man statische Übungen 5- bis 10-mal wiederholen, bei einer Dauer von jeweils 5 bis 10 Sekunden. Wer 10 mal 10 Sekunden kontrolliert schafft, der beginnt wieder mit 10 mal 5 Sekunden, diesmal mit einer schwereren Übung. Natürlich gibt es noch andere Methoden der Steuerung.

Krafttraining (»Hauptteil 1«)

4. Schnellkraft, Explosivität, Elastizitätstraining, Powertraining – Dauer: circa 3 bis 6 Minuten

Power-Übungen erfordern ein »frisches« Zentralnervensystem. Deshalb gehören sie an den Anfang des Trainings, gleich hinter die bewegungsvorbereitenden Übungen. Anfänger starten am besten mit Ausfallschritten oder flachen Sprüngen auf der Stelle. Fortgeschrittene können sich auf anspruchsvollere plyometrische Übungen (diverse Sprungübungen) oder explosive Übungen mit Widerstand steigern. Hierzu zählen zum Beispiel das Schwingen, Umsetzen, Reißen und Stoßen mit Freihanteln, Kettlebells oder Sandbags. Als grobe Faustregel kann man je nach Übung und Widerstand mit 2 Sätzen à 5 bis 10 Wiederholungen beginnen, bei ein bis drei Übungen. Die weiteren Steigerungen sind individuell anzupassen.

Mit fortschreitendem Alter verliert der Körper die Fähigkeit für schnellkräftige Bewegungen, weil sich die sogenannten schnellen Muskelfasern zuerst abbauen. Im Sport, aber auch im Alltag werden häufig schnellkräftige Bewegungen ausgeführt, für die der viel sitzende Büromensch nur selten vorbereitet ist. Aus diesem Grund gehö-

Der Double Clean

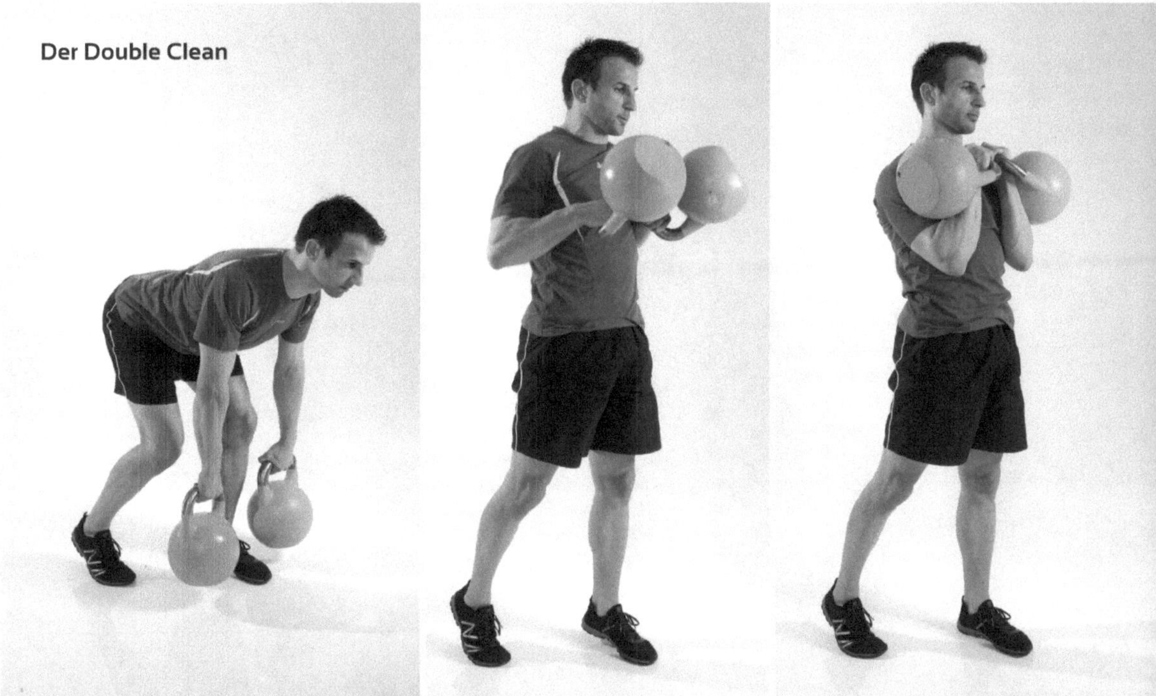

ren Power-Übungen in jedes Trainingsprogramm (auch bei älteren Personen, um z. B. Stürze zu verhindern oder deren Folgen zu mildern).

Siehe hierzu auch der Abschnitt »Die besten Kettlebell-Übungen zur Verbesserung der Explosivität«.

5. Krafttraining – Dauer: circa 15 bis 25 Minuten

Idealerweise sollte jedes Krafttrainingsprogramm jeweils mindestens eine Übung aus den folgenden Bewegungsmustern enthalten:

- Ziehen (Oberkörper); vertikal (z. B. Klimmzug), horizontal (z. B. Ruderzug)
- Drücken (Oberkörper); vertikal (z. B. Überkopfdrücken), horizontal (z. B. Liegestütze)
- kniedominantes Drücken, ein- und/oder beidbeinig (Unterkörper, beispielsweise Kniebeugen, Strecksprünge und Ausfallschritte)
- hüftdominantes Ziehen, ein- und/oder beidbeinig (Unterkörper, beispielsweise Beckenheben, Swings und einbeiniges Kreuzheben)

Da Sitzen und drückende Bewegungen im Alltag und vielen Sportarten dominieren, sind ziehende Übungen im Vergleich zu den drückenden eher überproportioniert zu wählen. Für die meisten Menschen ist ein Ganzkörpertraining an drei (selten vier) Tagen in der Woche völlig ausreichend. Dazu sollte man eines der vier oben stehenden Bewegungsmuster auswählen. Noch besser, weil abwechslungsreicher und effektiver, kann es sein, zwei unterschiedliche Ganzkörpertrainings zu strukturieren,

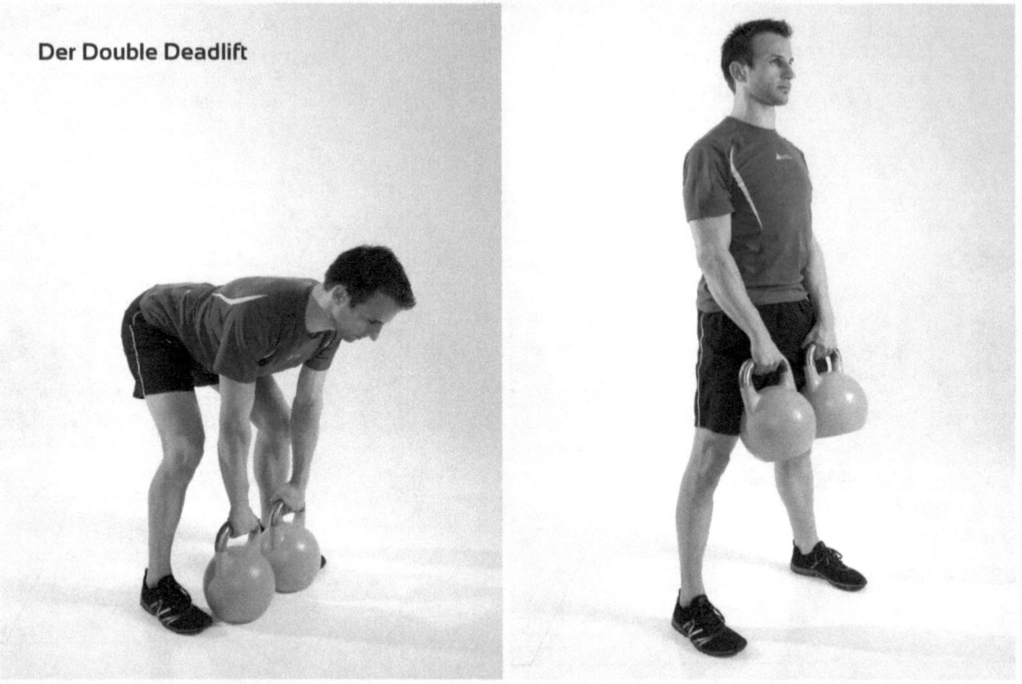

Der Double Deadlift

die abwechselnd durchgeführt werden (A und B, also in der ersten Woche A, B, A durchführen und in der zweiten B, A, B usw.).

Trainiert man an einem Tag eine vertikal ziehende und drückende Oberkörperübung sowie eine beidbeinige Kniebeugen- und eine einbeinige Hüftstreckübung, wählt man am anderen Tag eine horizontal ziehende und drückende Oberkörperübung sowie eine Ausfallschritt- oder einbeinige Kniebeugenvariante und eine beidbeinige Übung zur Hüftstreckung. Um Zeit zu sparen, kann man zwei nicht miteinander konkurrierende Übungen abwechselnd in einem Supersatz trainieren (z. B. Kniebeuge und Klimmzug). Die Pause nach jedem Satz sollte eine Minute nur in Ausnahmefällen oder bei sehr hohen Gewichten überschreiten. Nachdem alle Sätze der beiden Übungen im direkten Wechsel absolviert wurden, führt man das nächste Übungspaar auf die gleiche Weise durch (z. B. einbeiniges Kreuzheben und Überkopfdrücken).

Übungsreihenfolge

Die optimale Reihenfolge, in der die Übungen innerhalb einer Trainingseinheit durchgeführt werden, hängt vor allem von Ihrem Trainingsziel ab, doch auch die Ermüdung des Nervensystems muss hier mit einbezogen werden. Generell gesagt sollten die wichtigsten Übungen zuerst trainiert werden. Wenn Sie sich also vor allem im Überkopfdrücken oder bei Klimmzügen verbessern wollen, dann sollten Sie diese Übungen zu Beginn des Trainings durchführen, wenn Sie noch nicht ermüdet sind.

Haben Sie das vorrangige Ziel, allgemein stärker, muskulöser oder schlanker zu werden, dann empfiehlt es sich, mit den Übungen zu beginnen, die hierbei die besten

Effekte liefern. Dies sind vor allem die Ganzkörperübungen, d. h. je mehr Gelenke und Muskeln an der Bewegung aktiv beteiligt sind, desto besser (z. B. Front Squat, Deadlift, Snatch, Overhead Press, Push Press, Jerk oder Turkish Get-up).

Wenn Sie auch explosive Übungen zur Steigerung der Kraft, der Muskelmasse oder Ihrer Schnelligkeit im Programm haben, dann sollten diese vor den langsamer ausgeführten Kraftübungen am Anfang des Trainings (nach dem Aufwärmen) durchgeführt werden, damit das Nervensystem noch nicht zu ermüdet ist (z. B. Clean & Jerk oder Double Swings und Snatches). Eine Ausnahme bilden die ballistischen Übungen mit hohen Wiederholungszahlen zur Verbesserung der Ausdauer. Diese können nach dem Krafttraining oder auch an Extratagen durchgeführt werden.

Nach den explosiven Übungen bieten sich die technisch anspruchsvolleren oder komplexeren Übungen an, die am meisten Stabilisationsarbeit erfordern (z. B. einbeinige Kraftübungen, Turkish Get-up oder Windmill). Diese Übungen erfordern viel Konzentration und sollten nicht erst am Schluss eines Trainings durchgeführt werden.

Sind die explosivsten, technisch anspruchsvollsten und wichtigsten Übungen absolviert, können Sie die »zweitrangingen« und Ausgleichsübungen (z. B. zur Verbesserung der Griffkraft o. Ä.) durchführen.

Die Trainingsinhalte können dabei z. B. folgendermaßen verteilt werden:

Training A

- Supersatz 1: Kniebeugenvariante im Parallelstand (z. B. Frontkniebeuge) und horizontales Ziehen (z. B. Ruderzug vorgebeugt)
- Supersatz 2: Hüftstreckvariante einbeinig (z. B. versetzt stehendes oder einbeiniges Kreuzheben, Ausfallschritte seitwärts) und horizontales Drücken (z. B. Bankdrücken oder Liegestützvariante)

Je nach Trainingsziel können z. B. 3 Sätze pro Übung durchgeführt werden.

Am Ende jedes Satzes sollte noch eine technisch saubere Wiederholungen möglich sein (nicht bis zum Muskelversagen trainieren).

Training B

- Supersatz 1: Hüftstreckvariante im Parallelstand (z. B. Kreuzheben, Good Mornings oder schwere Swings) und vertikales Drücken (z. B. Überkopfdrücken ein- oder beidhändig oder Handstanddrücken)
- Supersatz 2: Kniebeugenvariante einbeinig (z. B. versetzt stehende Kniebeuge, Ausfallschritt- oder einbeinige Kniebeuge) und vertikales Ziehen (z. B. Klimmzugvariante)

Je nach Trainingsziel können z. B. 3 Sätze pro Übung durchgeführt werden.

Am Ende jedes Satzes sollte noch eine technisch saubere Wiederholungen möglich sein (nicht bis zum Muskelversagen trainieren).

Man kann aber auch drei bis fünf Übungen als Zirkel durchführen und in mehreren Runden absolvieren. Je nach Trainingsziel sind die Hauptfaktoren der Belastungssteuerung zu wählen, also Gewicht/Intensität der Übung, Wiederholungszahl, Satzzahl und die Pausendauer. Weitere Möglichkeiten können Sie dem Kapitel »Krafttraining mit Kettlebells« entnehmen.

Stoffwechseltraining, Entwicklung der Energiesysteme (Ausdauertraining, »Hauptteil 2«)

6. Stoffwechseltraining, Entwicklung der Energiesysteme – Dauer: circa 4 bis 10 Minuten

Das Stoffwechseltraining beinhaltet alle Varianten eines modernen Herz-Kreislauf- bzw. Ausdauertrainings. Ein moderates (aerobes) Ausdauertraining nach der Dauermethode ist hinsichtlich der Verbesserung der Herz-Kreislauf-Fitness und der Körperzusammensetzung weniger effizient (Erfolg im Verhältnis zur aufgewandten Zeit). Außerdem ist dabei das Risiko von Überlastungserscheinungen und Verletzungen erhöht.

Das für die Gesundheit und Leistung wichtige Stoffwechseltraining kann beispielsweise nach dem Krafttraining mit sogenannten intensiven »Finishern« durchgeführt werden. Die Finisher dauern meist etwa 4 bis 10 Minuten. Hier können verschiedene Methoden zum Einsatz kommen, wie beispielsweise Zeitintervalle, Dichtetraining oder Übungskomplexe.

PRAXIS

Beispielübungen für Finisher sind:

- **Bodyweight Exercises wie Liegestütze, Kniebeugen, Ausfallschritte, Ruderzüge, Burpees, Mountain Climbers, Hampelmänner, Deck Squats**
- **Swings, Cleans, Snatches, Push Presses, Thrusters, Jerks oder mittelschwere Übungskomplexe mit Freihanteln, Kettlebells und Sandbags**
- **Seilwellen (Battling ropes), Gewichtsschlitten ziehen oder schieben**
- **Laufübungen oder Krabbeln**

Beispielmethoden:

- Sätze auf Zeit (z. B. mehrere Runden von 2–6 Übungen; z. B. Belastung/Pause: 20/40s, 30/30s, 40/20s)
- Dichtetraining 1: eine festgelegte Wiederholungszahl in immer kürzerer Zeit schaffen (z. B. 100 Snatches oder Swings)
- Dichtetraining 2: in einer festgelegten Zeitspanne immer mehr Wiederholungen von einer oder mehreren vorgegebenen Übungen schaffen (z. B. 5–10 min lang)

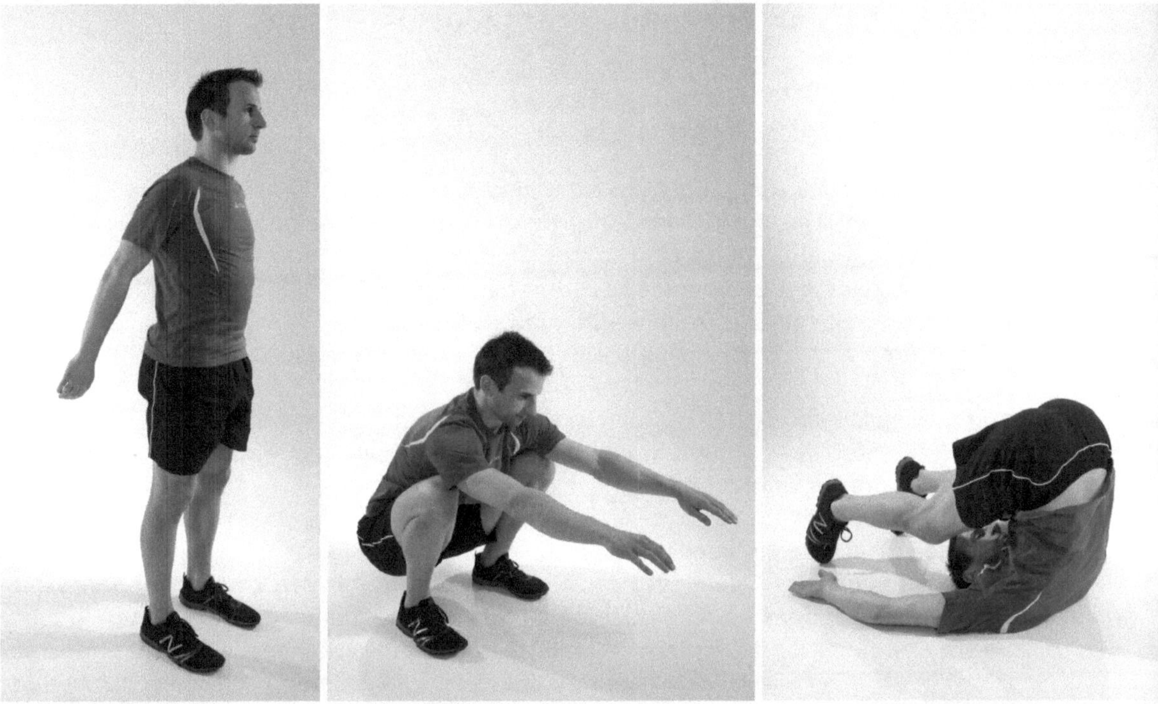

Der Deck Squat

- intensive Intervalle mit dem Springseil, auf Rad- oder Ruderergometern oder Laufintervalle (meist 15–120 s). Das Verhältnis zwischen Belastungs- und Erholungszeit beträgt in der Regel 1:2 oder 1:3. Ein 1:2–Verhältnis wäre z. B. 30 Sekunden intensives Intervalltraining, gefolgt von einer 60-sekündigen (aktiven) Pause. Die Pausendauer lässt sich durch einen Herzfrequenzmesser noch individueller bestimmen. Das nächste Belastungsintervall sollte erst dann gestartet werden, wenn die Herzfrequenz auf ca. 60 % der maximalen Herzfrequenz abgesunken ist (bzw. auf ca. 80 % der anaeroben Schwelle).

Alternativ oder zusätzlich können die genannten Inhalte auch als Intervalltraining, Metabolic Conditioning oder Metabolic Strength Training an den Tagen zwischen den Krafttrainings durchgeführt werden. Die Dauer des Haupttrainings beträgt hier üblicherweise etwa 10 bis 30 Minuten. Sehr effektiv sind auch (Berg-)Sprints und Hügelläufe. Weitere Möglichkeiten können Sie dem Kapitel »(Kraft-)Ausdauertraining mit Kettlebells« entnehmen.

Einleitung der Regeneration (»Abwärmen«)

7. Regeneration – Dauer: circa 5 bis 10 Minuten

Abschließend sind zügig regenerative Maßnahmen einzuleiten. Dazu können Lockerungsübungen, Massage, Stretching, Sauna oder Wechselduschen, die Ernährung und der Schlaf gehören. Da ein tägliches intensives Training nicht zu empfehlen ist, um den Körper nicht zu überlasten, ist moderate Bewegung an den Nichttrainingstagen eine gute Sache. Die Trainingsplanung sollte mindestens ein bis zwei Tage in der Woche vorsehen, an denen sich die Sportler so bewegen, dass es nur leicht anstrengend ist.

Eine Massage auf einer Hartschaumrolle (»Foam Roller«) oder harten Bällen hilft, die verspannten Faszien und Muskeln zu lockern sowie Verklebungen zu lösen, und verbessert die Regeneration.

Nach der sogenannten »myofaszialen Selbstmassage« können Stretchingübungen durchgeführt werden. Manche Sportler stretchen gerne vor dem Training, um das Bewegungsausmaß der Gelenke für das nachfolgende Training zu erhöhen, andere stretchen lieber nach dem Training oder an den Zwischentagen in einer separaten Einheit, um die Regeneration zu fördern. Man kann auch beides machen, wenn man möchte. Viele führen lieber aktive Mobilisierungsübungen zur Förderung der Beweglichkeit anstelle des Stretchings durch, aber beides hat je nach Zielsetzung seine Berechtigung.

Die Ernährung spielt für die Gesundheit, die Leistungsfähigkeit und die Regeneration eine große Rolle. Hierzu kann etwa 30 bis 45 Minuten vor oder unmittelbar nach dem Training ein eiweiß- und kohlenhydratreicher Snack eingenommen werden. Die dadurch verbesserte Erholungsfähigkeit ist wissenschaftlich genügend abgesichert.

Qualitativ hochwertiger und ausreichend Schlaf ist ebenfalls entscheidend für die Gesundheit, die Leistungsfähigkeit und die Regeneration. Je nach Trainingsintensität und individuellen Anforderungen sollten es 8 bis 10 Stunden pro Nacht sein, wobei auch ein Mittagsschlaf mit eingerechnet werden kann, der sehr zu empfehlen ist. Idealerweise macht man abends um 22 Uhr, spätestens um 22.30 Uhr das Licht aus, damit das Wachstumshormon seine volle regenerative Wirkung entfalten kann.

Ausführliche Informationen zur Verbesserung der Schlafqualität und zur Regeneration allgemein gibt es im Regenerationskapitel meines Buches *Das große Kettlebell-Trainingsbuch*.

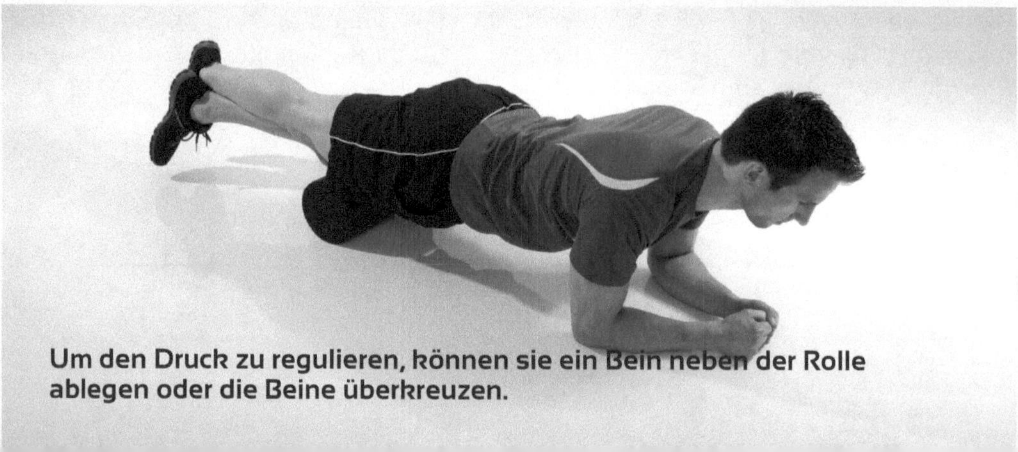

Um den Druck zu regulieren, können sie ein Bein neben der Rolle ablegen oder die Beine überkreuzen.

Trainingssteuerung

Ein gutes Trainingsprogramm kann auch aus zwei oder drei verschiedenen Trainingseinheiten bestehen, um inhaltlich mehr Übungen oder mehr Bewegungsmuster abdecken zu können.

Der Körper passt sich normalerweise innerhalb von 4 (3–6) Wochen an ein Trainingsprogramm an, v. a. an feste Wiederholungszahlen. Änderungen können z. B. durch andere Schwierigkeitsgrade der Übungen, mehr Gewicht oder kürzere Pausen erreicht werden. Daher sind Programme sinnvoll, deren Trainingseinheiten aufeinander aufbauen und nicht aus zufällig zusammengestellten Workouts bestehen. Anders ist es, wenn das Hauptziel Körperfettreduktion heißt, wobei aber auch hier ein strukturierter Ansatz meist bessere Ergebnisse liefert.

In diesem Buch werden sowohl viele der Methoden als auch die wenigen zugrundeliegenden Prinzipien der Trainingsplanung und -steuerung vorgestellt.

Die Prinzipien hinter den Trainingsprogrammen ändern sich nicht. Höchstens die Methode, mit der die gewünschten Ergebnisse erzielt werden. Wenn man z. B. eine Verbesserung der Kraft anstrebt, dann gibt es nur drei Methoden, um dies zu erreichen:

- die Methode der maximalen Anstrengung (Maximalkrafttraining; schwere Gewichte anheben)
- die Methode der dynamischen Anstrengung (Schnellkrafttraining/Explosivitätstraining; ein submaximales Gewicht so schnell wie möglich anheben)
- die Methode der wiederholten Anstrengung (Muskelaufbau- und Kraftausdauertraining; ein submaximales

TIPP

Empfehlung 1

Verändern Sie circa alle vier Wochen etwas am Trainingsprogramm, wie etwa das Satz- und Wiederholungsmuster, nehmen Sie die nächsthöhere Schwierigkeitsstufe bei den Übungen oder ändern Sie die Übungen. Die Übungen selbst sollten zuletzt verändert werden, da der Körper für neurologische (koordinative) Anpassungen am längsten Zeit benötigt. Bauen Sie eine Periodisierung der Belastungsgestaltung ein. Siehe das Kapitel »Trainingsperiodisierung«.

Empfehlung 2

Bei der Trainingsplanung sollte zwischen zwei Krafttrainingstagen mindestens ein freier Tag liegen. An diesem Tag sollten aber andere Aktivitäten auf dem Programm stehen wie Stoffwechseltraining, Joint-Mobility-Übungen, Foam Rolling und Stretching, andere Sportarten oder Spaziergänge.

Empfehlung 3

Konzentrieren Sie sich immer auf eine hohe Qualität bei der Bewegungsausführung. Das ist wichtiger als die Anzahl der Wiederholungen oder das verwendete Gewicht. Für einige Menschen ist es eine große Herausforderung, das Ego (»Schaut alle mal her, so viel Gewicht kann ich heben!«) zugunsten der Gesundheit zu reduzieren.

PRAXIS

Ein guter Trainer sollte sich eine eigene Trainingsphilosophie überlegen, die klaren Prinzipien folgt und nicht auf einer Methode allein basiert. Das folgende Zitat unbekannten Ursprungs verdeutlicht dies:

»Methods are many,
principles are few,
Methods always change,
principles never do.«

Auf Deutsch: Methoden gibt es viele, Prinzipien nur wenige, Methoden verändern sich immer wieder, Prinzipien nie.

Gewicht bis zum Versagen oder kurz davor anheben)

Wenn man eine Kraftverbesserung anstrebt, sollte man in seinem Training alle drei Methoden anwenden, um beste Ergebnisse zu erzielen. Bezüglich der Methoden im (Kraft-)Ausdauertraining verweise ich auch auf die entsprechenden Kapitel in diesem Buch.

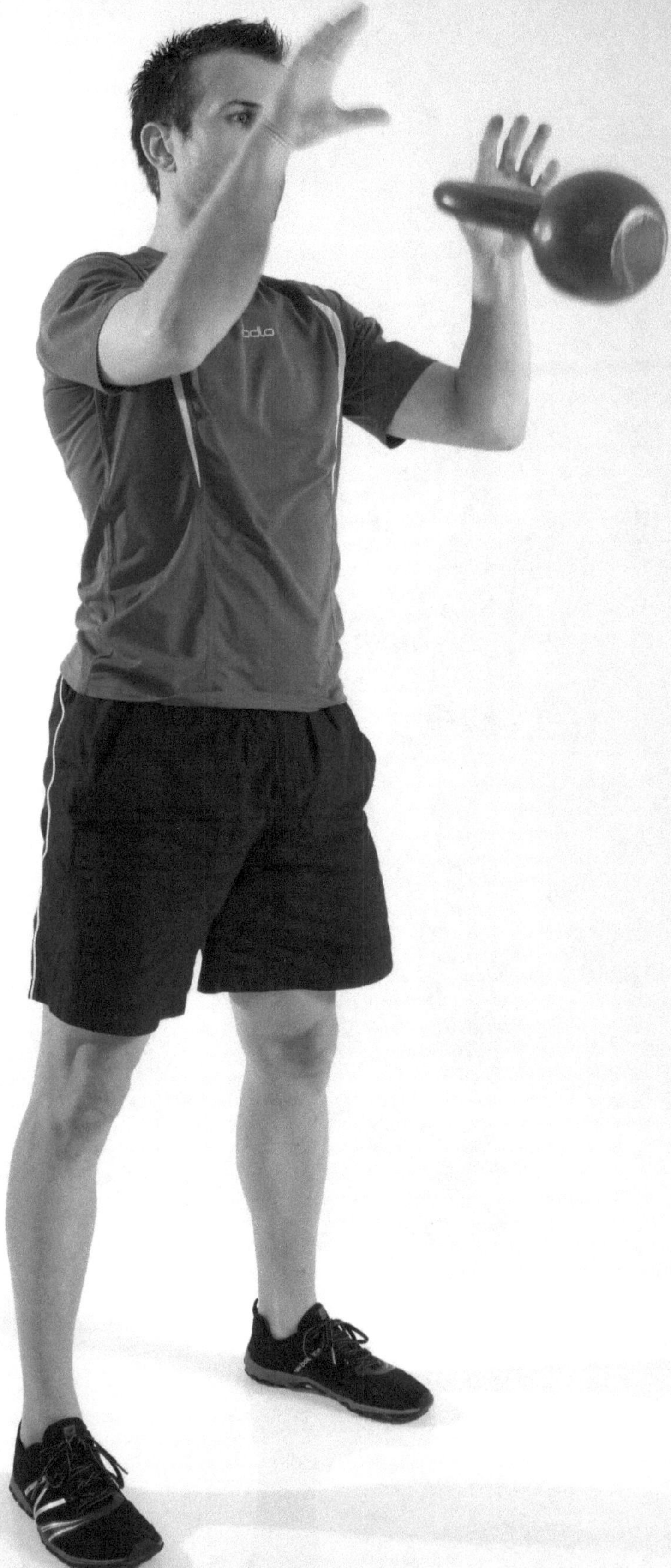

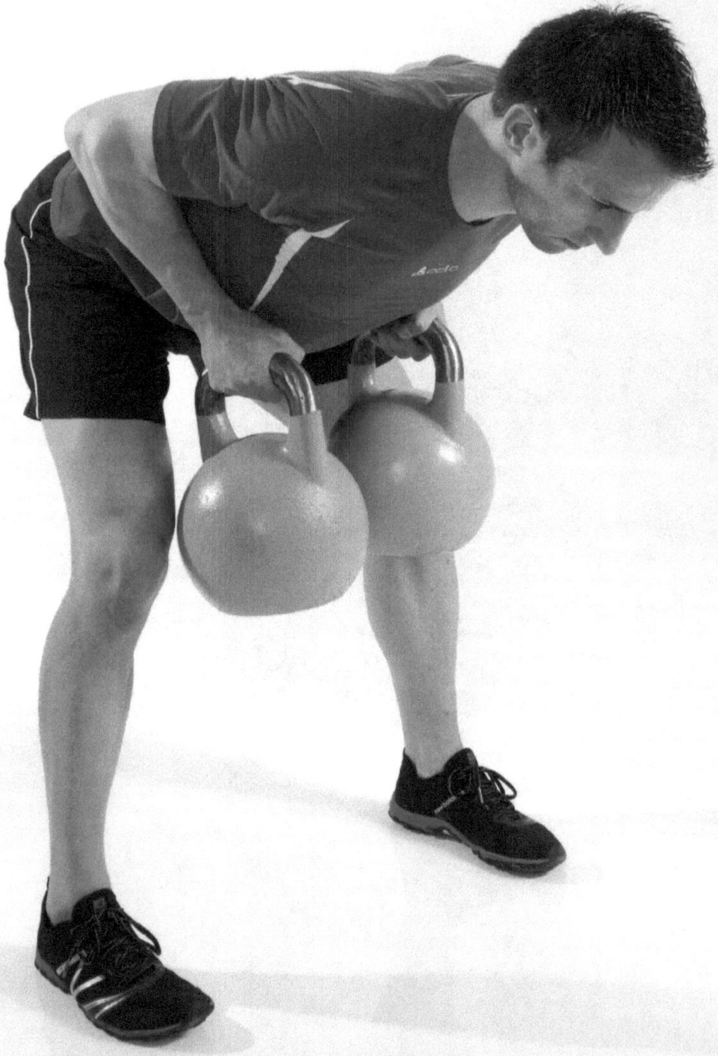

KAPITEL 3

KRAFTTRAINING MIT KETTLEBELLS

Kettlebells stehen schon seit langer Zeit für Kraft, Stärke und körperliche Leistungsfähigkeit allgemein, weil man diese Komponenten benötigt, um die kompakten Rundgewichte gut handhaben zu können. Die früher populären »starken Männer«, die beruflich als Kraftathleten oder Kraftartisten auf Jahrmärkten und im Zirkus aufgetreten sind, haben u. a. mit Kettlebells trainiert und damit auch ihre Kraft zur Schau gestellt.

Dieses Kapitel soll einen Überblick darüber geben, wie man seine Kraft und Stabilität mit Kettlebells deutlich verbessern kann. Wer die hier dargestellten Prinzipien und Methoden regelmäßig anwendet, wird bei entsprechender Ernährung und Erholung mit einem stabilen, festen und athletischen Körper belohnt, der noch stärker ist, als er aussieht. Das funktionelle Zusammenspiel der Muskelfasern innerhalb eines jeden Muskels, aber auch zwischen den Muskeln selbst wird deutlich verbessert, was zu einer hohen Übertragbarkeit der erworbenen Leistungsfähigkeit auf Alltags- und Sportbewegungen führt.

Dieser Effekt wurde und wird durch Studien und Praxiserfahrungen immer wieder bestätigt. Der bekannte Kettlebell-Trainer Pavel Tsatsouline drückt es in seinem Buch *Kettlebell-Training* so aus: »Wenn wir (in Russland) ›Kraft‹ sagen, meinen wir ›Kettlebell‹. Wenn wir ›Kettlebell‹ sagen, meinen wir Kraft.«

Trainingsprinzipien und Trainingsmethoden

Um die Kraft zu erhöhen, gibt es grundlegende Prinzipien und viele verschiedene Methoden, je nachdem, welches Trainingsziel gerade angestrebt wird und worauf der jeweilige Körper am besten reagiert. Leider gibt es nicht die eine beste Methode oder das eine beste Rezept für alle. Und selbst wenn eine Methode für Sie gut funktioniert, so sollten Sie doch verschiedene Methoden anwenden, die sich abwechseln oder rotierend durchgeführt werden, weil sich der Körper schnell an den spezifischen Belastungsreiz anpasst und dann kaum noch Trainingsfortschritte machen kann.

Leider kann ich Ihnen nicht sagen, welche Methoden bei Ihnen die schnellsten und besten Ergebnisse erzielen, da die Trainingswirkung auch sehr von der genetischen Veranlagung abhängt. Einige Menschen können schneller und leichter Kraft und Muskelmasse aufbauen, anderen fällt es leichter, ihre Ausdauer zu verbessern. Manche Menschen können auf-

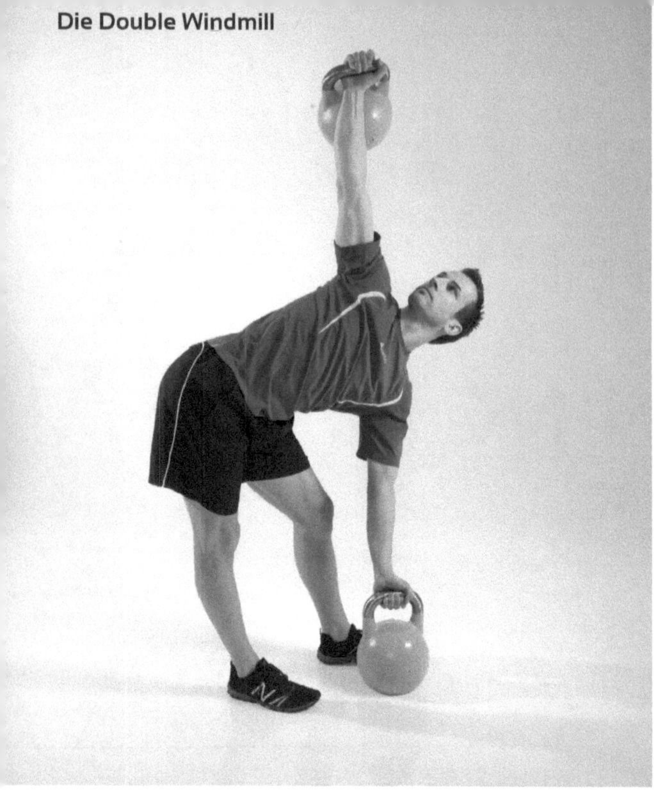

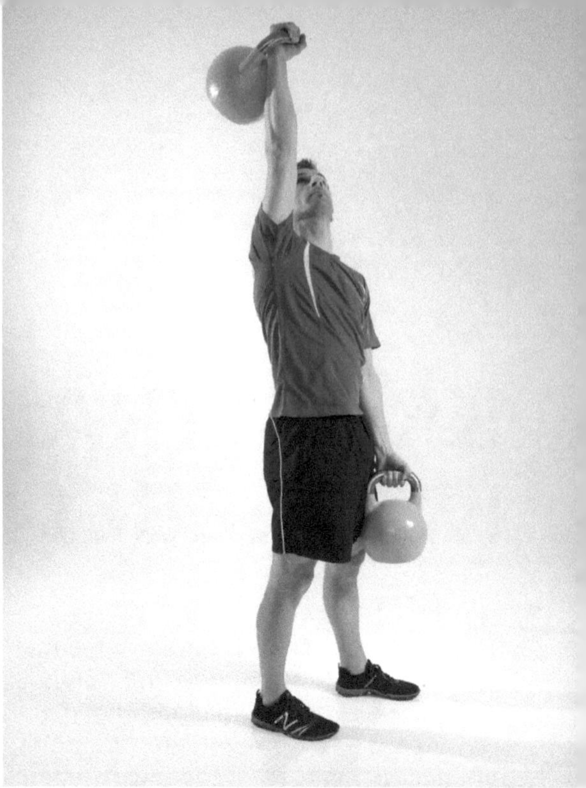

grund ihrer Veranlagung in einigen Bereichen auch nur geringe Trainingsergebnisse erzielen, wie u.a. Studien von Prof. Claude Bouchard gezeigt haben. Dennoch kann jeder Mensch seine Kraft, Ausdauer und Beweglichkeit durch ein gezieltes Training deutlich verbessern.

Probieren Sie die verschiedenen Trainingsmethoden einfach für sich aus und finden Sie heraus, was bei Ihnen am besten funktioniert. Beachten Sie aber, dass Sie jede Methode wenigstens vier bis sechs Wochen lang regelmäßig durchführen sollten, um wirklich realistische Aussagen über deren Wirkung auf Ihren Körper machen zu können.

Bitte bleiben Sie auch nicht nur bei einer Methode, selbst wenn Sie bei Ihnen sehr gut zu funktionieren scheint, und verwechseln Sie starken Muskelkater nicht mit einer besonders effektiven Trainingsmethode. Das kann einfach am neuen Trainingsreiz liegen, vor allem, wenn Sie vorher länger nach dem gleichen Schema trainiert haben. Da sich der Körper an spezifische Belastungen anpasst, benötigt er nach einiger Zeit wieder neue oder andere Reize, um weitere Trainingsfortschritte und Leistungsverbesserungen erzielen zu können. Von daher sollten Sie alle paar Wochen oder Monate die Trainingsmethodik ändern. Siehe hierzu auch das Kapitel über die Grundlagen zur Trainingssteuerung. Sie benötigen also je nach Trainingsziel mehrere Methoden, die bei Ihnen gut funktionieren, um sie dann z. B. rotierend einsetzen zu können.

Der Wechsel der Trainingsmethode kann auch eine interessante Abwechslung ins Training bringen und die Motivation erhöhen, falls das nötig sein sollte. Zu viel Abwechslung hingegen ist jedoch beim Erreichen bestimmter Trainingsziele kontraproduktiv. Von daher rate ich von losen, unstrukturierten Workouts ab, die heutzutage häufig angeboten werden, wenn Sie ein konkretes Trainingsziel verfolgen. Falls Sie nur aus reiner Freude an der Bewegung und ohne ein spezielles Ziel trainieren, können Sie natürlich gerne häufig die Art und Inhalte des Trainings wechseln.

Grundlegende Trainingsprinzipien für verschiedene Krafttrainingsziele

ZIEL	GEWICHT	WIEDERHOLUNGS-ZAHL	TEMPO	SÄTZE
(Maximal-) Kraft erhöhen	schwer	niedrig (1–5)	»normal«, kontrolliert absenken, schnellstmögliches Anheben, ca. 2 s/Wdh.	Je nach Methode wenig bis viele (2–10)
Muskelaufbau (Hypertrophie)	mittel bis schwer	hoch (6–15)	»moderat bis langsam«, kontrolliert absenken, kurze Pause, schnellstmögliches Anheben, etwa 3 s/Wdh. oder mehr	mittel (3–5)
Kraftausdauer erhöhen	leicht	sehr hoch (15+)	»moderat«, kontrolliert absenken, evtl. kurze Pause, schnellstmögliches Anheben, ca. 2–3 s pro Wdh.	wenig (2–3)

Anmerkung zur Anzahl der Sätze pro Übung: Anfänger sollten immer mit 1 bis maximal 2 Sätzen pro Kraftübung beginnen und können sich dann im Laufe der nächsten Trainingseinheiten bei Bedarf steigern. In der Regel ist das ein ausreichender Trainingsreiz.

Zu den genannten grundlegenden Trainingsprinzipien gibt es aber noch eine Vielzahl an sehr erfolgreichen Methoden, die mit anderen Wiederholungs- und Satzzahlen arbeiten.

Progressions- und Regressions-möglichkeiten von Übungen, ohne das Gewicht ver-ändern zu müssen

Beim Kettlebell-Training verlaufen die Gewichtsabstufungen klassisch in 4-Kilogramm-Schritten. Das Gewicht lässt sich also nicht in so kleinen Schritten wie beim Freihanteltraining verändern. Als Konsequenz daraus muss die Trainingsgestaltung bezüglich der Progression und Regression teilweise anders gestaltet werden, weil der Schritt zur nächstschwereren Kettlebell vor allem bei Übungen, die viel Oberkörperkraft erfordern, sonst häufig zu hoch ist.

Wenn man z.B. 16 Kilogramm ganz gut über den Kopf drücken kann (Overhead Press), dann ist es üblich, einen neuen Trainingsreiz durch ein höheres Gewicht zu setzen. 20 Kilogramm könnten dann aber noch zu schwer sein, um die gewünschte Wiederholungszahl oder überhaupt eine Wiederholung mit der gleichen Übung bewältigen zu können. Da 16 Kilogramm keinen nennenswerten Trainingsreiz mehr setzen, kann es zu einem Leistungsplateau kommen. Freihanteltraining hat hier den Vorteil, dass Armübungen meist in 2,5 Kilogramm-Schritten gesteigert werden, was im Vergleich zur Steigerung der Gewichte bei Kettlebells nur etwas mehr als die Hälfte darstellt und meist gut durchführbar ist.

Dennoch gibt es verschiedene Möglichkeiten, um Kettlebells bei einer gegebenen Übung (z.B. Overhead Press) leichter erscheinen zu lassen (Regression), aber auch schwerer (Progression).

Die im Vergleich zum Freihanteltraining größeren Gewichtsabstufungen bieten sowohl Vor- als auch Nachteile. Der Hauptnachteil wurde oben bereits erwähnt. Ein Vorteil ist, dass man den Sehnen und Bändern mehr Zeit zur Anpassung geben kann, was das Risiko von Überlastungen und Verletzungen durch zu schnelle Gewichtssteigerungen deutlich reduziert. Muskeln passen sich von der Struktur her wesentlich schneller an Belastungen an als die anderen Gewebe. So kann man von den Muskeln her im Training schon recht schnell die Gewichte steigern. Das kann jedoch die Sehnen überlasten, die mehr Zeit zur Anpassung benötigen. Die Folge können z.B. Sehnenentzündungen, -einrisse oder -abrisse sein, die in der Regel Monate zur vollständigen Heilung benötigen.

Daher wird mit Kettlebells häufig eher volumenorientiert trainiert: Man führt innerhalb einer Trainingseinheit recht viele Wiederholungen mit mittleren und schweren Gewichten durch. Dies ist zunächst nach Auffassung der Trainingswissenschaft ein Widerspruch, mithilfe verschiedener Methoden ist es dennoch möglich und sinnvoll. Bevor man also zur nächstschwereren Kettlebell übergeht, werden mit dem gegebenen Gewicht teilweise sehr hohe Wiederholungszahlen pro Übung und Trainingseinheit durchgeführt, um sowohl die Kraft zu steigern als auch den Sehnen ausreichend Zeit zur Anpassung zu gewähren. Gleichzeitig verbessert sich durch die hohen Wiederholungszahlen die Technik (intra- und intermuskuläre Koordination), was wiederum das Training sicherer macht und ebenfalls ein Training mit höheren Gewichten vorbereitet. Kraft innerhalb einer Übung ist letztendlich nur die Fähigkeit, eine hohe Körperspannung mit guter

Technik zu verbinden. Wer eine hohe Körperspannung aufbauen kann und/ oder eine gute Technik beherrscht, kann schwerere Gewichte heben oder anspruchsvollere Übungen durchführen als ohne diese Voraussetzungen.

Die Steigerung auf ein deutlich höheres Gewicht innerhalb einer gegebenen Übung kann auch den Vorteil haben, dass sich der Körper durch diese sehr ungewohnte Belastung schneller anpassen muss, was zu schnelleren Kraftsteigerungen führen kann, wenn es kontrolliert und nicht übertrieben durchgeführt wird. Die Professoren Dr. Vladimir Zatsiorski und Dr. William Kraemer bezeichnen dies in ihrem Buch *Krafttraining. Praxis und Wissenschaft* als »Schocktraining«.

Die bekanntesten volumenorientierten Trainingsmethoden werden weiter unten vorgestellt. Zunächst möchte ich jedoch einige Möglichkeiten vorstellen, mit denen man die Übungsintensität bzw. den Schwierigkeitsgrad einer Übung bei gleichbleibendem Gewicht verändern kann, sowohl nach oben (Progression) als auch nach unten (Regression).

Prinzip der progressiven Überlastung

Ziel eines jeden Trainings ist die sich kontinuierlich steigernde Belastung oder kontrolliert dosierte Überlastung des Körpers – im Falle eines Krafttrainings speziell des Stütz- und Bewegungsapparates (Bindegewebe, Muskeln, Sehen, Bänder, Knorpel, Knochen). Der Körper hat die Fähigkeit, sich Belastungen anzupassen, wenn diese nicht zu intensiv oder zu lange auf ihn einwirken. Setzen wir den Körper mittels Krafttraining hohen muskulären Anspannungen aus, passt er sich dem durch Stärkung seiner Gewebe an, damit er die hohen Spannungen besser aushalten kann.

Es geht also darum, den Körper regelmäßig zu fordern, ohne ihn zu überfordern. Wird er unterfordert, sieht er keinen Grund zur Anpassung. Unser Organismus spart Energie, wann immer er kann. Deshalb lässt er alle Funktionen und Strukturen verkümmern, die nicht regelmäßig genutzt werden. Dazu gehören z. B. sämtliche Gewebe wie Muskeln, Sehnen, Bänder, Knorpel, Faszien und Knochen, aber auch Organ- und Systemfunktionen (z. B. Herz, Lunge, Leber, Gehirn, Stoffwechsel, Immunsystem oder das Hormonsystem).

Erfolgt ein zwar regelmäßiger, aber immer gleicher Trainingsreiz, erreicht der Körper nach der Anpassung ein sogenanntes Plateau, was bedeutet, dass der Leistungsstand bei Fortführung des gleichen Trainings zwar gehalten werden, sich aber nicht weiter verbessern kann. Um dauerhaft Trainingsfortschritte zu erzielen, ist es daher wichtig, etwa alle drei bis sechs Wochen das Training zu verändern. Vereinfacht und umgangssprachlich ausgedrückt »passiert sonst einfach nichts mehr«.

Mit »Progression« wird in diesem Zusammenhang eine Steigerung der Trainingsintensität bzw. des Übungsanspruchs bezeichnet, mit dem Ziel, einen neuen oder größeren Trainingsreiz zu setzen.

Eine »Regression« soll dagegen Überforderung vermeiden, indem die Trainingsintensität und/oder der Schwierigkeitsgrad einer Übung oder des gesamten Trainings reduziert wird.

Wer nicht viele verschiedene Kettlebellgewichte zur Verfügung hat oder z. B. als Trainer Personen mit verschiedenen körperlichen Voraussetzungen und unterschiedlicher Fitness gleichzeitig trainieren muss, sollte die Übungen entsprechend variieren, sodass jeder Teilnehmer ausreichend gefordert wird, um Trainingsverbesserungen zu erzielen, andererseits aber nicht überfordert und damit der Gefahr von Überlastungen oder Verletzungen ausgesetzt wird.

Wenn man eine Übung mit Gewichten leichter oder schwerer machen möchte, ist die gebräuchlichste Variante die, dass man das verwendete Gewicht verändert. Wie bereits erwähnt, ist dies einfach, wenn man ausreichend Gewichte in kleinen Gewichtsabstufungen zur Verfügung hat. Ist dies jedoch nicht der Fall, kann man folgende sechs Faktoren zur Pro- bzw. Regression verändern:

- Bewegungsausmaß
- Bewegungsgeschwindigkeit
- Körperposition
- Halteposition des Trainingsmittels (hier der Kettlebell)
- Trainingsvolumen
- Trainingsdichte

Bewegungsausmaß

Je größer bei einer Übung das Bewegungsausmaß der beteiligten Gelenke ausfällt, desto anspruchsvoller wird die Übung – und umgekehrt. Wenn man z. B. beim Deadlift eine schwere Kettlebell von einem Hocker bis auf Kniehöhe anhebt, ist das leichter, als wenn man sie vom Boden anhebt. Generell sollten alle Übungen nach Möglichkeit im größtmöglichen noch kontrollierbaren Bewegungsausmaß durchgeführt werden, um die Beweglichkeit der Gelenke zu erhalten oder zu verbessern und den größten Nutzen aus dem Training zu ziehen.

Bewegungsgeschwindigkeit

Je schneller eine Bewegung durchgeführt wird, desto mehr kann man das Drehmoment (den »Schwung«) nutzen, um eine Übung leichter zu machen. Je langsamer sie durchgeführt wird, desto anspruchsvoller wird die Übung, u. a. weil die Muskeln länger unter Spannung stehen (siehe auch die »Super Slow-Methoden« weiter hinten in diesem Buch). Je nach Trainingsziel und -methodik wird meistens die konzentrische Phase einer Übung (in der ein Widerstand überwunden werden muss, wie etwa beim Anheben eines Gewichts) möglichst explosiv durchgeführt, die exzentrische Phase (in der man dem Widerstand kontrolliert nachgibt, wie beim Absenken eines Gewichts) dagegen langsamer. Alle ballistischen Kettlebell-Übungen werden in der Regel betont explosiv durchgeführt (z. B. Swing, Clean, Snatch, Push Press, Jerk).

Wenn also z. B. beim Überkopfdrücken das aktuelle Gewicht keine nennenswerte Herausforderung mehr darstellt, die nächstschwerere Kettlebell jedoch noch zu schwer ist, dann könnten Sie bei der aktuell noch zu schweren Kettlebell zunächst die Bewegungsgeschwindigkeit verändern, indem Sie zum Start die Push Press durchführen. Im Laufe der nächsten Trainingseinheiten sollten Sie dann versuchen, immer weniger den Schwung aus den Beinen heraus zu nutzen und stattdessen die Kettlebell mit zunehmend mehr Oberkörperkraft in die Überkopfposition zu bringen.

Möglich wäre es auch, das bisherige Gewicht beizubehalten und das Bewegungstempo zu verlangsamen. So könnte man beim Überkopfdrücken weniger Wiederholungen machen, dafür aber den exzentrischen Teil der Wiederholung (das Absenken) betont langsam ausführen (z. B. 3 bis 5 Sekunden lang). Man kann auch jede Einzelwiederholung auf 10 bis 60 Sekunden ausdehnen, oder gar auf 90 Sekunden, indem man die Kettlebell zusätzlich noch eine Weile statisch über den Kopf hält.

Der Front Squat

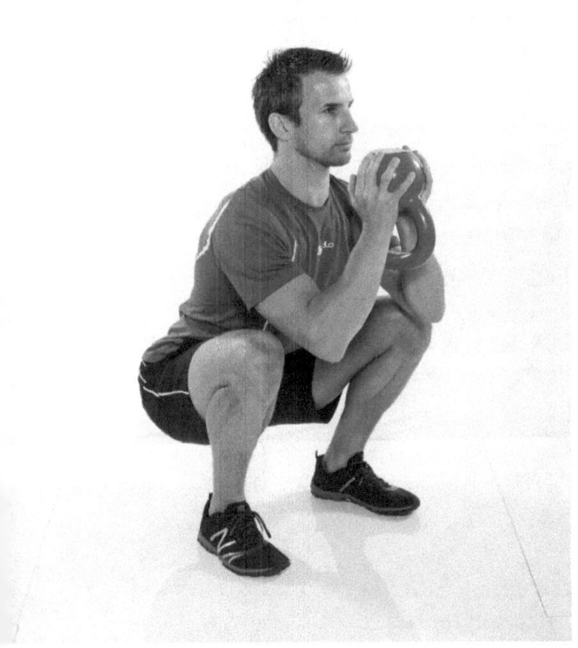

Die Assisted Pistol

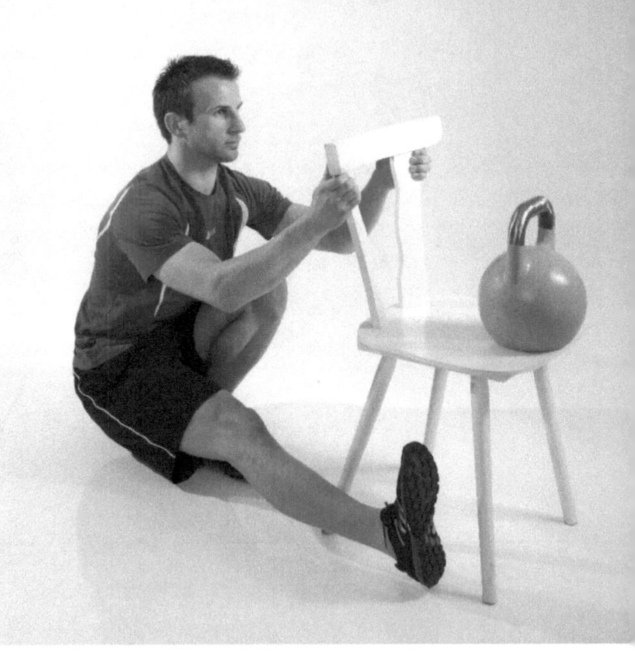

Dieses statisch-dynamische Training ist eine weitere Möglichkeit, um über die Bewegungsgeschwindigkeit mit einer eigentlich schon zu leichten Kettlebell noch sehr gute Kraftverbesserungen zu erzielen. Hierbei wird die aktiv-dynamische Übungsausführung mit der statischen Haltemethode kombiniert. Es gibt viele Varianten.

PRAXIS

Beispiel: Kniebeuge

Sie gehen bei der Kniebeuge ganz hinunter, drücken sich dann bis zu einem Kniewinkel von 90 Grad hoch und halten diese Position für 10 Sekunden, dann gehen Sie wieder ganz nach unten, dann wieder ganz hoch. Dieser Ablauf gilt als eine Wiederholung. Führen Sie davon pro Satz 5 Wiederholungen durch.
Weitere Varianten für das statisch-dynamische Training finden Sie im Kapitel über Krafttrainingsmethoden.

Körperposition

Je stabiler die Körperposition ist, desto einfacher ist eine Übung bei gleichem Gewicht.

Beispiel 1 (von leicht zu schwer):

Beidbeinige Kniebeuge vs. Kniebeuge im versetzten Stand vs. Ausfallschrittkniebeuge vs. einbeinige Kniebeuge

Beispiel 2 (von leicht zu schwer):

Overhead Press stehend vs. Overhead Press im aufrechten Kniestand vs. Overhead Press im halben Kniestand vs. Overhead Press im Schneidersitz

Halteposition des Trainingsmittels (hier der Kettlebell)

Je nachdem, wo oder wie die Kettlebell gehalten wird, ergibt sich ein anderer Schwierigkeitsgrad der Übung, obwohl das verwendete Gewicht gleich bleibt, weil der Körper mehr oder weniger Stabilisierungsarbeit leisten muss.

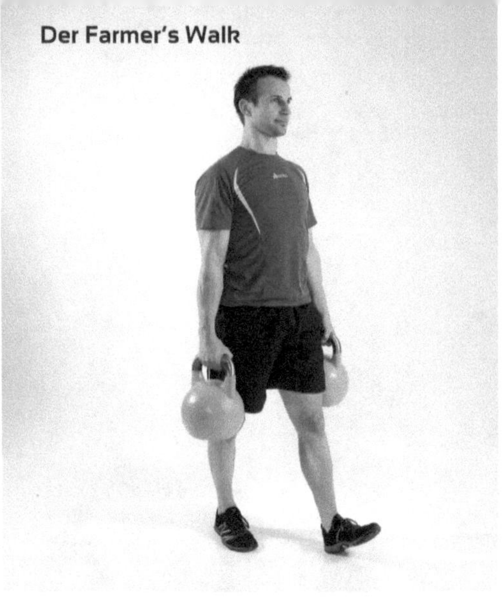

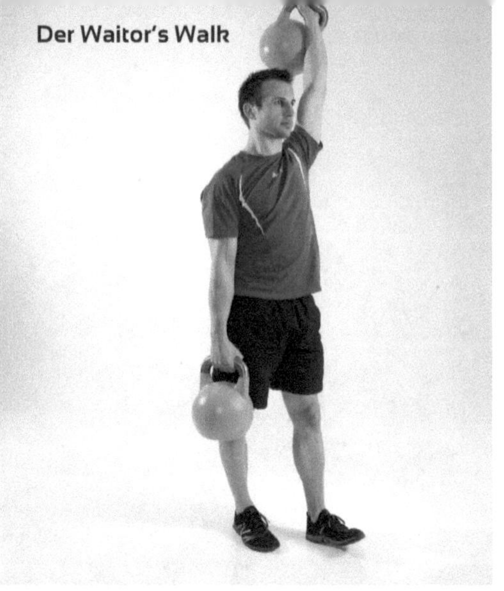

Beispiel 1 (von leicht zu schwer):

Farmer's Walk mit zwei Kettlebells vs. Rack Walk mit zwei Kettlebells (beide Kettlebells in der Rack Position) vs. Overhead Walk mit zwei Kettlebells (beide Kettlebells in der Überkopfposition)

Beispiel 2 (von leicht zu schwer):

Front Squat (Goblet Squat) vs. Rack Hold Squat (Kettlebell in der Rack Position) vs. Overhead Squat (Kettlebell in der Überkopfposition)

Beispiel 3 (von leicht zu schwer):

Überkopfarbeit (Overhead Press, Turkish Get-up) mit regulärer Griffhaltung vs. Überkopfarbeit mit der Kettlebell in der Bottom-up Position (der Kettlebellboden zeigt nach oben, die Kugel steht Kopf)

Trainingsvolumen

Mit dem Begriff Trainingsvolumen wird die innerhalb einer Trainingseinheit bewältigte Gesamtlast bezeichnet. Sie beinhaltet die Anzahl der durchgeführten Sätze und Wiederholungen und das verwendete Gewicht. Wenn man z. B. beim Überkopfdrücken mit einer Kettlebell von 24 Kilogramm 5 x 5 Wiederholungen durchgeführt hat, dann beträgt das Trainingsvolumen in dieser Einheit 5 x 5 x 24 kg = 600 kg. Bei 8 x 5 Wiederholungen (oder auch 5 x 8 Wiederholungen) wären es dagegen 960 kg. Es wurde in der zweiten Einheit also mehr Arbeit verrichtet und ein höherer Trainingsreiz gesetzt. In der Vorstellung der verschiedenen Trainingsmethoden weiter hinten im Buch finden sich mehrere, die ein hohes Trainingsvolumen beinhalten, z. B. das Leiter- und Dichtetraining oder das »Greasing The Groove«.

Trainingsdichte

Mit der Trainingsdichte wird die zeitliche Abfolge der gesetzten Trainingsreize bezeichnet. Dies beinhaltet sowohl die Pausenlängen innerhalb einer Trainingseinheit als auch die zeitlichen Abstände zwischen mehreren Trainingseinheiten.

Wer z. B. in 10 Minuten 200 Kettlebell-Snatches durchführt, verrichtet mehr Arbeit und setzt einen höheren Trainingsreiz, als wenn er nur 150 Snatches durchführen würde, da seine Pausen kürzer sind. Gleiches gilt für die Anzahl der Trainingseinheiten (z. B. pro Woche, Monat oder Jahr). Drei Trainingseinheiten pro Woche setzten einen größeren Trainingsreiz als eine einzige (bei gleichem Inhalt).

Die besten Kettlebell-Übungen zur Verbesserung der Explosivität

Kettlebells werden u.a. gerne als Trainingshilfe eingesetzt, um in einer Sportart explosiver zu werden. Beispiele hierfür sind Tennis, Kampfsport allgemein, Golf, Baseball, Fußball und weitere Sportarten, die explosive Lauf-, Sprung- oder Schlagbewegungen beinhalten.

Zur Verbesserung der Explosivkraft (Power) sollte zunächst die Übung Swing eingesetzt werden. Sie schult das Bewegungsmuster der Hüftstreckung als Quelle der Kraftentwicklung.

Wird der Swing beherrscht, eignen sich besonders die Übungen Dead Clean, Dead Snatch, Push Press und Jerk, um die Startkraft zu verbessern. Der Dead Clean und der Dead Snatch helfen allen besonders gut, die bei Übungen wie der Push Press oder dem Jerk Schwierigkeiten haben, die Kraft aus den Beinen heraus zu entfalten und zu viel aus den Armen heraus arbeiten, was unnötig Energie verschwendet. Obwohl die Kettlebell in der Endposition am gestreckten Arm über den Kopf gebracht wurde, sind beide Übungen in erster Linie Unterkörperübungen.

Beim Dead Clean (Umsetzen aus der »toten« Standposition) wird die Kettlebell direkt vom Boden möglichst schnell in die Rackposition auf Brusthöhe umgesetzt.

Etwas einfacher ist der Hang Clean (Umsetzen aus dem Hängen heraus), bei dem die Kettlebell aus der hängenden Position (also über dem Boden) möglichst schnell in die Rackposition auf Brusthöhe umgesetzt wird.

Der Dead Snatch (Überkopfreißen vom Boden) startet wie der Dead Clean, nur dass hier noch mehr Kraft aufgewendet werden muss, da das Gewicht den längeren Weg bis über den Kopf nehmen muss. Alternativ gibt es wie beim Clean noch den Hang Snatch.

Der Jerk (Stoß) ist eine technisch sehr komplexe Ganzkörperbewegung, bei der ein bis zwei Kettlebells aus der Rackposition heraus in die Überkopfposition gestoßen werden. Die Kraft wird dabei aus den Beinen heraus entwickelt.

Krafttrainingsmethoden mit Kettlebells

Dieses Kapitel stellt Ihnen einige der bekanntesten und effektivsten Krafttrainingsmethoden mit Kettlebells vor, ohne jedoch Anspruch auf Vollständigkeit zu erheben, da es unzählige Trainingsmethoden und -varianten gibt.

Supersätze und Trisets

Wirkung/Einsatzbereich: Von Maximalkraft über Muskelaufbau zur Kraftausdauer ist hier alles möglich, und das bei relativ kurzen Trainingseinheiten.

Bei dieser Trainingsmethode werden jeweils zwei (Superset) oder drei (Triset) nicht miteinander konkurrierende Übungen abwechselnd über alle Sätze und mit möglichst kurzen Pausen durchgeführt. Dann kommt das nächste Übungspaar oder -trio (z.B. Klimmzüge und Dips, Ruderzug und Kniebeugen, Overhead Press und Deadlift). Je nach Trainingsplan ist die Pausendauer zwischen den Übungen bzw. Sätzen recht kurz und beträgt meistens 30 bis 60 Sekunden. Dies führt zu erheblich kürzeren Trainingseinheiten im Vergleich zu klassischem Bodybuilding und verbessert neben dem sehr guten Muskelaufbaueffekt gleichzeitig die Ausdauer.

Dichtetraining (Density Training)

Wirkung/Einsatzbereich: vor allem Muskelaufbau und Kraftausdauer

Beim Dichtetraining wird die Arbeitskapazität erhöht, denn es geht darum, zunehmend mehr Arbeit in einer vorgegebenen Zeit zu verrichten oder eine vorgegebene Arbeit (Übung) in immer kürzerer Zeit zu absolvieren.

EDT / Escalating Density Training

Beim klassischen Escalating Density Training (EDT) nach Charles Staley haben Sie drei Ganzkörpertrainings pro Woche. Dabei führen Sie jeweils zwei nicht miteinander konkurrierende Übungen (also nicht zwei drückende wie z. B. Overhead Press und Floor Press oder zwei ziehende wie beispielsweise Klimmzug und Bent-Over Row) durch. Am besten wählen Sie eine Ober- und eine Unterkörperübung aus, die Sie dann abwechselnd 15 Minuten lang durchführen. Nach 15 Minuten machen Sie dann eine kurze Pause von drei 3 bis 5 Minuten und führen anschließend einen zweiten Übungsblock mit zwei anderen Übungen durch. Ziel ist es, in jeder Einheit mehr Gesamtwiederholungen innerhalb dieser 15 Minuten zu erreichen als in der davor (Strichliste führen).

Im klassischen EDT wird ein Gewicht verwendet, das man bei der jeweiligen Übung etwa zehn Mal bewältigen kann und führt damit im Training jeweils nur 5 Wiederholungen aus. Im Laufe der 15 Minuten wird es aufgrund der zunehmenden Ermüdung so sein, dass die Pausen länger und/oder die Wiederholungszahlen weniger werden. Das ist kein Problem, solange versucht wird, die Gesamtwiederholungszahl der vorhergehenden Einheit zu überbieten.

Empfehlung: Fangen Sie mit maximal 10-Minuten-Blöcken an und steigern Sie sich langsam auf 15 Minuten, sonst droht ein Muskelkater der Sonderklasse. Bezüglich der Pausenlänge zwischen den Übungen sind etwa 20 Sekunden für viele ein guter Anfangswert. Das wird Ihnen zunächst viel zu einfach vorkommen, aber unterschätzen Sie diese sehr intensive Trainingsmethode nicht!

Im Fitnessbereich wird auch gerne eine etwas moderatere Alternative dieser Trainingsmethode eingesetzt: Dabei werden zwei bis drei nicht miteinander konkurrierende (Kraft-)Übungen abwechselnd durchgeführt, aber »nur« 9 bis 12 Minuten lang mit jeweils 5 bis 8 Wiederholungen. Das Gewicht bzw. der Schwierigkeitsgrad der Übungen sollte so gewählt werden, dass damit nur etwa 10 bis 12 Wiederholungen möglich sind. Beispiele: Überkopfdrücken und Klimmzüge oder Kreuzheben und Liegestütze. Manche bauen nach jedem Übungspaar auch noch eine Rumpfstabilisierungsübung ein, z. B. Planks, die für 10 Sekunden gehalten werden.

PRAXIS

Beispiele für Dichtetraining

- **2–3 Übungen abwechselnd 10–15 min lang durchführen, dann das Gleiche mit 2–3 anderen Übungen wiederholen.**
- **Feste Zeitvorgabe, z. B. einen Zirkel aus 5–6 Übungen 20–25 min lang durchführen und dabei versuchen, immer mehr Durchgänge zu schaffen (feste Wiederholungsbereiche pro Übung oder je 1–2 Wiederholungen unter der maximal möglichen Wiederholungszahl bleiben).**
- **Feste Zeitvorgabe, aber nur eine Übung, z. B. 15–20 min lang Turkish Get-ups (abwechselnd einmal links, einmal rechts.**
- **Feste Zeitvorgabe für eine Komplexübung, z. B. 15 min lang Clean & Press-Leitern mit 1–2–3(–4–5) Wiederholungen pro Seite durchführen.**
- **10 min lang schwere Clean & Jerks mit einer Kettlebell durchführen, die nur 5 Wiederholungen erlaubt. Schema: 5 x links, 5 x rechts, später mit zunehmender Ermüdung jeweils nur noch 4, 3 oder 2 Wiederholungen durchführen. Dies ist Ihr Testworkout, bei dem Sie sich die Gesamtwiederholungszahl merken müssen, die Sie in den 10 Minuten erreicht haben. Im anschließenden eigentlichen Training arbeiten Sie dann mit 70–80% der erreichten Wiederholungszahl und führen ab und zu wieder den anfänglichen Maximaltest aus, um zu sehen, wie Sie sich verbessert haben.**

Leitertraining (Wiederholungsleitern)

Wirkung/Einsatzbereich: Maximalkraft, je nach Wiederholungsschema auch Muskelaufbau, Kraftausdauer. Vorteil: Man geht durch die eingebaute Periodisierung innerhalb jeder Trainingseinheit relativ frisch aus dem Training, was diese Methode u. a. auch bei Einsatzkräften des Militärs, der Polizei oder der Feuerwehr beliebt gemacht hat.

Trainingsleitern werden im Kettlebell-Training gerne eingesetzt, um damit genug Kraft für die nächstschwerere Kettlebell aufzubauen. Da hier die Erhöhung der Trainingsgewichte in größeren Stufen erfolgt als beim Freihanteltraining, ist die Kraftsteigerung über ein höheres Trainingsvolumen wie bei diesem Leitertraining eine bewährte Methode mit dem Vorteil, dass sich die Technik besser einschleift. Je besser die Technik, desto sicherer wird das Training und desto mehr Gewicht lässt sich heben. Ein weiterer Vorteil ist, dass man trotz der hohen Gesamtwiederholungszahlen im Training mit hohen oder mittelschweren Gewichten trainieren und sich sehr gut auf die Technik konzentrieren kann, weil selten mehr als fünf Wiederholungen durchgeführt werden. Bei den Wiederholungsleitern werden alle Wiederholungen mit dem gleichen Gewicht durchgeführt.

Ein bekanntes Beispiel ist die folgende Leiter für die Overhead Press: Nehmen Sie eine Kettlebell, mit der Sie etwa fünf bis acht Mal einen Clean und eine Overhead Press ausführen können. Mit diesem Gewicht führen Sie eine Wiederholung mit Ihrem schwächeren Arm durch (Clean & Press), dann eine mit dem stärkeren. Setzen Sie die Kettlebell ab und machen Sie eine kurze Pause.

Wiederholen Sie die Übung dann mit zwei Wiederholungen pro Arm und nach einer weiteren kurzen Pause mit je drei Wiederholungen. Fangen Sie anschließend wieder mit einer Wiederholung pro Seite an und führen Sie insgesamt drei Durchgänge aus (drei Leitern = 18 Wiederholungen).

In der nächsten Woche führen Sie nach dem gleichen Schema vier Leitern zu je 1–2–3 Wiederholungen aus und in der darauffolgenden Woche fünf Leitern (= 30 Wiederholungen). Wichtig ist dabei, dass Sie nicht bis zum Muskelversagen trainieren, sondern auch bei der höchsten »Leiterreihe« noch eine weitere Wiederholung schaffen können (die Sie jedoch nicht durchführen).

Wenn Sie fünf Durchgänge bzw. Leitern durchführen können, arbeiten Sie sich langsam auf bis zu vier Wiederholungen hoch, also 1–2–3–4 (fünf Durchgänge bleiben weiterhin), auch wenn Sie nur eine Leiter bis vier schaffen und die anderen vier Leitern bis drei. Wenn Sie so weit sind, dass Sie fünf Leitern mit je bis zu vier Sprossen bzw. Wiederholungen schaffen (= 50 Wiederholungen insgesamt), sind Sie bereit für den nächsten Schritt. Dieser besteht darin, dass Sie den ganzen Vorgang wiederholen, bis Sie sich langsam auf fünf Leitern und fünf Wiederholungen (= 75 Wiederholungen insgesamt) hochgearbeitet haben.

Nach ein paar freien Tagen werden Sie bereit für eine schwerere Kettlebell sein.

Machen Sie zwischen den Wiederholungen und Leitern so lange Pause wie Sie benötigen, das spielt zunächst eine untergeordnete Rolle. Als grobe Faustformel für die Pausenlänge zwischen den einzelnen Leitersprossen können Sie etwa die einfache oder doppelte Belastungszeit nehmen und nach jeder Leiter auch mehr (wenn Sie also zwei Wiederholungen pro Arm durchgeführt haben, dann machen Sie anschließend so lange Pause, wie Sie dafür benötigt haben, oder doppelt so lange).

Um sich nicht zu überfordern, bietet sich für die Krafttrainingstage folgende Trainingsperiodisierung innerhalb der Woche an:

1. Tag: leicht

Führen Sie die Anzahl der Leitern (Durchgänge) durch, die nach dem Plan gerade dran ist (z. B. vier), wobei die maximale Wiederholungszahl jeweils zwei Stellen niedriger sein sollte als die bisher höchste. Schaffen Sie also maximal drei Wiederholungen in Ihrer besten Leiter (1–2–3), dann führen Sie am ersten Tag vier Leitern mit je einer Wiederholung durch. Schaffen Sie vier (1–2–3–4), dann sind vier mal 1–2 Wiederholungen angesagt.

2. Tag: mittel

Die Leiteranzahl bleibt gleich, aber Sie hören bei einer Stelle unter Ihrer Bestmarke auf. Bei drei möglichen Wiederholungen (1–2–3) also 1–2 pro Leiter, und bei vier (1–2–3–4) führen sie nach obigem Beispiel vier Leitern à 1–2–3 Wiederholungen durch.

3. Tag: schwer

Die oben stehende Erklärung für die Leiterprogression bezieht sich auf diesen Tag. Hier führen Sie alle Leitern bis zur höchsten geforderten Wiederholungsstufe aus, z. B. vier mal 1–2–3. Wenn Sie hiervon vier Leitern schaffen, sollten Sie versuchen, am schweren Tag der nächsten Woche bei möglichst vielen Leitern 1–2–3–4 Wiederholungen zu schaffen. Achten Sie aber darauf, dass Sie dabei nie bis zum Muskelversagen gehen.

PRAXIS

Zusammenfassung:

1. Tag (leicht): Bei allen Leitern zwei Wiederholungsstufen niedriger als am 3. Tag.
2. Tag (mittel): Bei allen Leitern eine Wiederholungsstufe niedriger als am 3. Tag.
3. Tag (schwer): Bei möglichst allen Leitern die volle Wiederholungszahl.

Dieses Schema ist sehr effektiv, aber nicht sehr abwechslungsreich, doch darum geht es ja auch nicht, wenn man stark werden will. Das beschriebene Vorgehen eignet sich natürlich ebenso für andere Übungen, z. B. Klimmzüge und Pistols.

Leitertraining (Wiederholungsleitern) in Kürze

- Verbessert die neurologische Effizienz (»Technik«)
- Empfohlene Häufigkeit: 2–3 x pro Woche
- Der höchste Leiterrang sollte 40–60 Prozent der maximal möglichen Wiederholungszahl bei einem gegebenem Gewicht nicht überschreiten.
- Leitern lassen sich aufsteigend und absteigend trainieren, also z. B. 5–3–1 bzw. 1–3–5 Wiederholungen.
- Je nach Trainingsziel sind verschiedenste Wiederholungsvarianten möglich, z. B. 1–2–3(–4–5) oder 2–3–5 oder 2–3–5–10 oder 5–7–8–10.
- Zu empfehlen ist eine Periodisierung der Belastungsintensität innerhalb der Woche, vor allem bei drei Trainingseinheiten.

Leitertraining (Gewichtsleitern)

Wirkung/Einsatzbereich: Maximalkraft, Muskelaufbau

Bei Gewichtsleitern bleibt im Gegensatz zu den Wiederholungsleitern die Wiederholungszahl gleich, während sich das Gewicht verändert. Hierbei gibt es die Möglichkeit, dass man nach dem Aufwärmen das schwerste Gewicht zuerst anhebt und es dann mit jedem weiteren Satz reduziert (ähnlich den Dropsets), um anschließend wieder von vorne zu beginnen. Wie immer sollte jeweils nur maximal bis zum Beginn des technischen Versagens und nicht bis zum Muskelversagen trainiert werden. Dies erfordert natürlich eine größere Anzahl verschiedener Kettlebellgewichte. Die Gewichtsleitern können in mehreren Durchgängen absolviert werden, wobei die Pausen an den individuellen Bedarf angepasst werden sollten.

Die gebräuchlichere Variante ist, mit dem leichtesten Gewicht zu beginnen und sich dann zum schwersten hin zu steigern. Dies hat den Vorteil, dass man die ersten Sätze direkt als Aufwärmsätze nutzen kann.

Beispiel 1:

Folgendes Training kann sehr gute Kraft- und Muskelaufbaueffekte im Oberkörper durch die Übung Overhead Press mit der Kettlebell bewirken:

Satz: 5 x 16 kg
Satz: 5 x 24 kg
Satz: 5 x 32 kg

Von dieser Leiter werden mehrere Durchgänge absolviert. Wer die genannten Werte noch nicht bewältigen kann, reduziert die verwendeten Gewichte entsprechend (z. B. 12, 20 und 24/28 kg oder 8,

16, 20/24 kg) oder macht zunächst so viele Wiederholungen wie möglich und steigert sich dann allmählich auf fünf in allen drei Sätzen.

Beispiel 2: »Die Kette« von Hermann Görner

Hermann Görner war einer der stärksten Menschen der Welt, er hat viele unglaubliche Kraftrekorde aufgestellt und gerne mit Kettlebells trainiert. Edgar Mueller beschreibt in seinem Buch *Goerner the Mighty*, dass Görner sein Training gerne mit »der Kette« begonnen hat. Hierbei lag eine Reihe von Kettlebells in Gewichtspaaren am Rande der Trainingshalle. Görner führte dann beginnend mit dem leichtesten Gewicht folgende Übungskette durch:

Snatch – Rack-Position – Overhead Press – Rack-Position – Hang-Position – Bizepscurl – Overhead Press – Rack-Position – Absetzen

Anschließend wiederholte er diese Übungskette mit der anderen Hand und arbeitete sich auf diese Weise durch alle Kettlebellgewichte bis zum schwersten hoch. Er hatte 19 Kettlebellpaare, deren Gewichtsbereich von unter 13,5 bis über 52 Kilogramm reichte. Das beschriebene Schema führte er fast ohne Pausen durch.

In anderen Einheiten variierte er die Übungen u. a. wie folgt:

- nur einhändige oder Double Swings
- einhändige Swings mit zwei Kettlebells in einer Hand
- Swings außerhalb der Beine
- nur Overhead Presses
- Cleans & Swings auf einem Bein

Gegenläufige Trainingsleitern

Wirkung/Einsatzbereich: siehe Leitertraining. Weiterer Vorteil: Relativ kurze Trainingseinheiten im Vergleich zu einigen anderen Methoden.

Bei gegenläufigen Trainingsleitern werden zwei nicht miteinander konkurrierende Übungen abwechselnd im Leiterformat mit gegenläufigen Wiederholungszahlen durchgeführt. Dies ist eine sehr gute Methode, um wesentliche Grundübungen

Double Clean and Squat

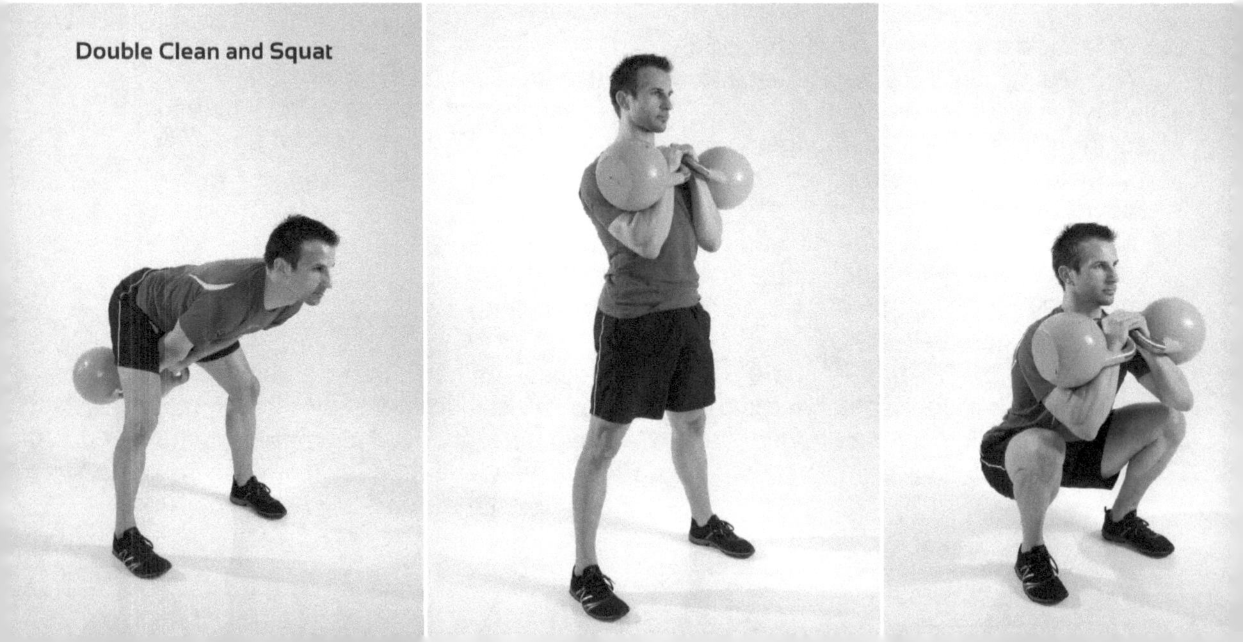

zeitsparend und effektiv mit hohen Wiederholungszahlen und sauberer Technik üben und trainieren zu können. Neben dem sehr guten Kraftsteigerungseffekt wird dabei auch die Ausdauer verbessert, wenn die Pausen zwischen den Übungen entsprechend kurz gehalten werden (maximal 30 Sekunden).

Beispiel – 1. Übungspaar:

1A) Double Clean: 5–4–3–2–1 Wiederholungen
1B) Double Front Squat: 1–2–3–4–5 Wiederholungen

Hierbei macht man fünf Cleans mit zwei Kettlebells, unmittelbar gefolgt von einer Front Squat, dann 4 Cleans, 2 Front Squats usw. Nach den insgesamt 30 Wiederholungen kann eine kurze Pause gemacht werden, bevor es wieder von vorne beginnt.

Varianten: Dieses Schema können Sie auf Zeit durchführen (Dichtetraining), z. B. 10–15 Minuten lang, oder auf eine bestimmte Satzzahl hin ausgerichtet, z. B. 3–5 Durchgänge.

Natürlich kann man je nach Trainingsziel oder Übungsvariante auch andere Wiederholungszahlen verwenden (z. B. 3–2–1/1–2–3 oder 5–3–1/1–3–5).

Beispiel – 2. Übungspaar:

2A) Double Overhead Press: 5–4–3–2–1 Wiederholungen
2B) Klimmzug (evtl. mit Kettlebell am Fuß): 1–2–3–4–5 Wiederholungen

Hierbei gilt das Gleiche wie oben. Gegenläufige Trainingsleitern lassen sich sowohl in Form von Wiederholungsleitern als auch von Gewichtsleitern durchführen.

Klassisches Hypertrophietraining

Wirkung/Einsatzbereich: Muskelaufbau

Üblich sind drei Ganzkörpertrainings pro Woche, z. B. bestehend aus zwei unterschiedlichen Trainingseinheiten (A und B), wobei Training A und B im Wechsel ausgeführt werden. Für sehr fortgeschrittene Kraftsportler kann eventuell ein Oberkörper-Unterkörper-Split zumindest für einen bestimmten Zeitraum bessere Ergebnisse erzielen. Hierbei würden die Trainingseinheiten in der ersten Woche wie folgt aussehen: Oberkörper, Unterkörper, Oberkörper und in der zweiten Woche dann Unterkörper, Oberkörper, Unterkörper. Möglich wäre auch ein Vier-Tage-Oberkörper-Unterkörper-Split, bei dem jeder Körperteil zweimal pro Woche trainiert wird.

Es bietet sich an, nach der Supersatzmethode (Superset) zu arbeiten, bei der zwei nicht miteinander konkurrierende Übungen abwechselnd ausgeführt werden (z. B. einbeiniger Deadlift und Overhead Press), dann das nächste Übungspaar (z. B. Squatvariante und Klimmzug). Eine Periodisierung mit verschiedenen Wiederholungszahlen bringt in der Regel bessere Erfolge.

PRAXIS

Beispiel:

- **Vier Wochen lang: 1–3 x 9–12 Wdh. pro Übung mit 30–60 s Satzpause, anschließend**
- **Vier Wochen lang: 3–5 x 5–8 Wdh. pro Übung mit 30–120 s Satzpause**

In den meisten Einheiten sollte nicht bis zum Muskelversagen trainiert werden. Es sollte in jedem Satz noch eine Wiederholung möglich sein – also nur bis zum sogenannten technischen Versagen arbeiten.

5-x-5-Training

Wirkung/Einsatzbereich: Maximalkraft und Muskelaufbau

Das 5-x-5-Training ist ein Klassiker unter den Krafttrainingsmethoden, weil es unkompliziert ist und exzellente Ergebnisse hinsichtlich der Maximalkraftverbesserung und des Muskelaufbaus liefern kann. Dabei werden 5 Sätze à 5 Wiederholungen durchgeführt, wobei man sich dabei pro Trainingseinheit auf eine Übung beschränken sollte, weil es sehr intensiv ist. Die Pausendauer ist dabei u. a. von der individuellen Leistungsfähigkeit, aber auch von der Variante dieser Trainingsmethode abhängig. Gebräuchlich sind in der Regel entweder eine, drei oder fünf Minuten.

Obwohl man meinen könnte, dass bei dieser Methode 5 mal 5 Wiederholungen mit dem jeweils maximal möglichen Gewicht durchgeführt werden, ist das aufgrund der hohen Belastung eher selten.

Einen guten Einblick in die verschiedenen Varianten dieser Methode liefert Dan John in seinem Buch *Gib niemals auf*, wobei er sich dort mehr auf das Langhanteltraining bezieht, bei dem sich das verwendete Gewicht im Vergleich zum Kettlebell-Training viel feiner abstufen und verändern lässt. Unter anderem stellt er dabei folgende Varianten vor:

Variante 1:

Wählen Sie eine Übung und ein Gewicht, das Sie derzeit noch nicht fünfmal anheben können, aber irgendwann gerne fünfmal mit jeweils fünf Wiederholungen anheben können möchten. Führen Sie damit im Training jeweils fünf Sätze durch, bis Sie nach mehreren Monaten in jedem Satz fünf Wiederholungen schaffen. Wenn wir als Beispiel die Übung Overhead Press nehmen, dann könnte das erste Training so aussehen:

Satz: 4 Wiederholungen
Satz: 3 Wdh.
Satz: 1 Wdh.
Satz: 1 Wdh.
Satz: 1 Wdh.

Sie haben also insgesamt 10 Wiederholungen mit dem gleichen Gewicht durchgeführt. Da Sie im Laufe der Trainingseinheiten immer stärker werden, erhöhen sich die erreichten Wiederholungszahlen in den Sätzen langsam, bis Sie irgendwann auf 25 Gesamtwiederholungen kommen.

Variante 2:

Sie führen fünf Sätze mit jeweils 5 Wiederholungen durch, steigern aber in jedem Satz das Gewicht, bis Sie tatsächlich nur noch 5 Wiederholungen schaffen. Die ersten Sätze sind also als Aufwärm- und submaximale Trainingssätze zu werten. Da beim Kettlebell-Training die Gewichtsabstufungen für diese Variante in der Regel zu hoch sind, können auch mehrere Sätze mit dem gleichen Gewicht durchgeführt werden.

Sie führen dann z. B. bei der Overhead Press folgendes Schema durch:

Satz: 5 x 16 kg
Satz: 5 x 20 kg
Satz: 5 x 24 kg
Satz: 5 x 24 kg
Satz: 5 x 32 kg

Variante 3: Die Welle 1

Bei dieser Variante steigern Sie das Gewicht nach dem Aufwärmen für einige Sätze, verringern es dann wieder über ein bis zwei Sätze und steigern es anschließend erneut.

Bei der Overhead Press könnte es dann beispielsweise so aussehen:

Satz: 5 x 20 kg
Satz: 5 x 24 kg
Satz: 5 x 28 kg
Satz: 5 x 24 kg
Satz: 5 x 32 kg

Variante 4: Die Welle 2

Wenn Sie mehrere leichtere Sätze benötigen, um dennoch die hohen bewältigen zu können, könnte ihr Schema am Beispiel der Overhead Press dann wie folgt aussehen:

Satz: 5 x 24, 28 oder 32 kg
Satz: 5 x 16 oder 20 kg
Satz: 5 x 32 kg
Satz: 5 x 24 kg
Satz: 5 x 24, 28 oder 32 kg

Variante 5: Absteigende Gewichtsleiter

Hier führen Sie nach einem soliden Aufwärmen den schwersten Satz zuerst durch und trainieren dann mit leichteren Gewichten weiter, um auf ein hohes Trainingsvolumen zu kommen. Dieses Training arbeitet mit Ihrer zunehmenden Ermüdung und eignet sich sehr gut, wenn man keinen Helfer hat, der die Gewichte sichert, falls die Muskeln während der Übung versagen.

Bei der Overhead Press könnte es dann beispielsweise so aussehen:

Satz: 5 x 32 kg
Satz: 5 x 24 kg
Satz: 5 x 20 kg
Satz: 5 x 16 kg
Satz: 5 x 16 kg

Dan John empfiehlt beim 5-x-5-Training vor allem drei Regeln:

1. Halten Sie die Pausenzeiten gleich lang, um die Trainingsergebnisse besser einordnen, bewerten und vergleichen zu können. Ein, drei oder fünf Minuten sind am gebräuchlichsten, wobei das natürlich auch von der verwendeten Trainingsvariante bzw. der Höhe der Gewichte abhängt.
2. Trainieren Sie nicht alle Übungen nach der 5-x-5-Methode, jedenfalls nicht alle in der gleichen Trainingseinheit. Ich rate zu einer, maximal zwei Übungen, bei der Sie diese Methode anwenden.
3. Berechnen Sie das Trainingsvolumen jeder Einheit, um die Ergebnisse einordnen, bewerten und vergleichen zu können. Multiplizieren Sie dafür das verwendete Gewicht mit der Anzahl der Wiederholungen und der Trainingssätze.

PRAXIS

Bezogen auf das Training mit Kettlebells kann man aufgrund der hohen Gewichtsabstufungen auch nach folgendem Schema trainieren:

- **Wer 5 x 5 Wiederholungen mit einer Übung bei gleichbleibendem Gewicht und gleicher Pausenlänge (z. B. 2 Minuten) bewältigt, führt die Wiederholungen 1–2 Sekunden lang konzentrisch (Anheben) und 2–4 Sekunden lang exzentrisch (Absenken) aus.**
- **Werden auch dabei 5 x 5 Wiederholungen erzielt, kann man entweder mit der Slow Speed-Methode weitermachen (siehe unten), z. B. 5 Sekunden konzentrisch, 5 Sekunden halten, 5 Sekunden exzentrisch oder**
- **man verkürzt die Pausenzeit von 2 Minuten auf 1,5 Minuten, später auf 1 Minute.**
- **Wer auch hierbei 5 x 5 Wiederholungen bewältigt (mit langsamem, kontrolliertem Bewegungstempo), kann mit einer schwereren Kettlebell von vorne beginnen.**
- **Möglich ist es auch, als Steigerung eine schwerere Übungsvariante zu wählen, z. B. Umstieg von Overhead Press stehend zu Overhead Press sitzend.**
- **Aus Sicherheitsgründen darf stets nur bis zum technischen Versagen, nicht bis zum Muskelversagen trainiert werden.**

3-x-5-Training

Wirkung/Einsatzbereich: Maximalkraft und Muskelaufbau

Das 3-x-5-Training ist eine gekürzte Variante des 5-x-5-Trainings (siehe oben). Es lässt sich innerhalb einer Trainingseinheit auch mit zwei bis drei verschiedenen Übungen durchführen und man kann bei mehr Sätzen das Maximalgewicht verwenden.

5-x-3-Training

Wirkung/Einsatzbereich: Maximalkraft

Das 5-x-3-Training ist eine klassische Methode zur Erhöhung der Maximalkraft. Ähnlich der Methode 5 x 5 werden hierbei fünf Trainingssätze à drei Wiederholungen durchgeführt. In der Regel werden dabei in jedem Satz maximale oder leicht submaximale Gewichte verwendet, wobei natürlich ähnlich wie beim 5 x 5 auch hier Varianten möglich sind. Aufgrund der gewichtsbedingt sehr hohen Belastung liegen die Satzpausen hier im Bereich von etwa 5 Minuten.

5-x-2- / 2-x-5- / 3-x-3- / 6-x-1- / 5–3–2- / 3–4–3- / 4–2–4- / 1–2–3–4- / 4–3–2–1- / 1–2–3–2–1-Training

Wirkung/Einsatzbereich: Maximalkraft

Die oben aufgeführten Methoden eignen sich exzellent zur Steigerung der Maximalkraft, wenn man die Übungen in diesen Wiederholungsfolgen mit etwa 5 Minuten Pausenzeiten an zwei bis maximal drei Tagen in der Woche durchführt. Diese Wiederholungs- und Satzzahlen gehen auf die »Rule of 10« von Dan John zurück, die u. a. in dem Buch

Easy Strength beschrieben werden. Durch seine jahrzehntelange Trainererfahrung mit tausenden von Sportlern aus allen Leistungsklassen hat John festgestellt, dass sich mit nur 10 Wiederholungen pro Trainingseinheit exzellente Verbesserungen der Maximalkraft erzielen lassen, wenn die verwendeten Trainingsgewichte pro Satz jeweils nur ein- bis maximal fünfmal angehoben werden können. Nach mehr als 10 Wiederholungen pro Trainingseinheit beginnt die Trainingsintensität und/oder die Technik meist nachzulassen. Pavel Tsatsouline beschreibt in seinem Buch *Power to the People!* vergleichbare Erkenntnisse. Dan John macht aufgrund seiner Erfahrungen beim Training mit absolutem Maximalgewicht (dabei ist nur eine Wiederholung möglich) die Ausnahme von der 10er-Regel, dass hier »nur« sechs Sätze mit je einer Wiederholung durchgeführt werden.

Bei Anfängern können teilweise auch mehr Wiederholungen durchgeführt werden, da sie aufgrund ihrer geringeren Koordination und Rekrutierungsfähigkeit (= Anzahl der Muskelfasern, die willentlich angespannt werden können) ihr Zentralnervensystem noch nicht so intensiv ermüden können wie fortgeschrittene Sportler.

Auch beim Maximalkrafttraining sollte überwiegend nicht mit 100 Prozent Intensität trainiert werden (meist etwa 80 bis 95 Prozent). Faustformel: Am Ende jedes Trainingssatzes sollten nur noch eine bis maximal zwei weitere Wiederholungen mit dem gegebenen Gewicht möglich sein, die man aber weglässt. Wenn man sich an einem Tag einmal besonders stark fühlt, dann kann man auch einen neuen Rekord hinsichtlich der Wiederholungszahl mit einem bestimmten Gewicht oder umgekehrt anstreben. In den nachfolgenden Trainingseinheiten empfiehlt es sich jedoch, die Trainingsintensität zunächst wieder deutlich zu reduzieren.

Die Übungsanzahl sollte bei diesen Methoden auf zwei bis maximal drei pro Trainingseinheit begrenzt werden. Weitere Übungen könnten bei Bedarf noch – mit weniger belastenden Methoden – im Anschluss trainiert werden. Aufgrund der hohen Belastung, auch für das Zentralnervensystem, sollten die Trainingsbelastungen im Wochenverlauf periodisiert werden. Siehe hierzu auch das Kapitel »Trainingsperiodisierung«.

GTG – Greasing the Groove

Wirkung/Einsatzbereich: Kraftausdauer, Erhöhung der maximalen Wiederholungszahl bei einer Übung

Die GTG-Methode verbessert die neurologische Effizienz innerhalb einer spezifischen Übung, weil sich durch die täglich hohen Wiederholungszahlen die Technik des Bewegungsablaufs zunehmend verbessert und einschleift. Hierfür wird eine Kraftübung gewählt, in der man sich bezüglich der Wiederholungszahl verbessern möchte. Diese wird dann täglich den ganzen Tag über immer wieder durchgeführt, mit bis zu 60 Prozent des Wiederholungsmaximums. Der Vorteil ist, dass man in der Regel dabei nicht schwitzt und körperlich immer »frisch« bleibt. Am Ende eines jeden Tages können dabei jedoch teilweise beachtliche Wiederholungszahlen zusammenkommen.

Über die Woche hinweg sollte man die Belastung wellenförmig periodisieren und zwischen 40 bis 60 Prozent der maximalen Wiederholungszahl pro Satz durchführen. Nach etwa zwei Wochen kann man seine maximale Wiederholungszahl erneut testen, dann ein paar Tage pausieren und eventuell von vorne beginnen bzw. eine andere Übung wählen.

Diese Methode wird u.a. gerne für Klimmzüge oder das Überkopfdrücken verwendet, also Übungen, in denen die meisten Menschen relativ schwach sind. Wenn Sie z.B. eine Klimmzugstange in einem Türrahmen haben, dann führen Sie über den Tag verteilt immer ein paar Klimmzüge aus, wenn Sie durch diese Tür gehen; oder Sie schreiben sich ein Memo, damit sie es tun. Es funktioniert natürlich auch mit vielen anderen Übungen. Verwenden Sie pro Trainingsabschnitt nicht mehr als ein bis zwei Übungen für diese Methode und lassen Sie in Ihren Haupttrainingseinheiten diese Übung oder eine Variante davon aus. Wenn Sie z.B. nur drei Klimmzüge schaffen, dann machen Sie im Tagesverlauf immer wieder ein bis zwei. Schaffen Sie noch keinen, dann können Sie auf einen Stuhl steigen und sich mehrmals langsam von der oberen Klimmzugposition (Kinn über der Stange) herablassen oder auch einfach nur möglichst lange statisch oben halten.

Training auf Zeit / Zeitintervalle (Timed Sets)

Wirkung/Einsatzbereich: Die Trainingswirkung hängt u.a. von der festgelegten Zeitdauer des Belastungsintervalls ab, wobei hier alles möglich ist (z.B. Kraftausdauer, Muskelaufbau oder Maximalkraft).

Beim Training in Gruppen bietet es sich an, auf Zeit und nicht nach bestimmten Wiederholungszahlen zu trainieren, vor allem, wenn verschiedenste Fitnesslevel gleichzeitig trainieren wollen. Sonst langweilen sich diejenigen, die ein schnelleres Bewegungstempo haben, und die langsameren Personen fühlen sich gehetzt. Natürlich lassen sich die nachfolgenden Methoden auch alleine, ohne Gruppe anwenden.

Beim Training auf Zeit wird eine konkrete Zeitvorgabe für das Belastungsintervall festgelegt (z.B. 30 bis 45 Sekunden) und jede Person bestimmt die Intensität der Belastung selbst. Wer fit ist, kann sich während der Belastungszeit mehr anstrengen oder ein höheres Gewicht bzw. eine anspruchsvollere Übungsvariante wählen. Einsteiger können dagegen langsamer arbeiten, kleinere Gewichte wählen bzw. einfachere Übungsvarianten durchführen und auch Pausen einlegen, wenn es nötig ist.

Es gibt hierbei verschiedenste Methoden, um ein Training nach Zeit oder Intervalltraining durchzuführen. Einige davon stelle ich auf den folgenden Seiten vor.

Zirkeltraining

Wirkung/Einsatzbereich: Muskelaufbau und Kraftausdauer

Das Zirkeltraining gehört zu den bekanntesten Methoden, bei denen eine bestimmte Belastungszeit vorgegeben ist. Es verbessert vor allem die Kraftausdauer (Arbeitskapazität), die Kraft und kann auch zu Muskelwachstum führen, wobei ein Supersatztraining im Vergleich dazu in der Regel etwas bessere Muskelaufbauergebnisse zu liefern scheint. Beim Zirkeltraining werden alle Übungen hintereinander in mehreren Durchgängen ausgeführt (z.B. drei bis fünf Zirkelrunden), wobei die Trainings- und Pausenzeit jeweils vorher festgelegt wurde. Die gebräuchliche Gesamtdauer für ein Zirkeltraining liegt etwa zwischen 20 und 40 Minuten.

Die dabei erreichte hohe systemische Beanspruchung oder Ermüdung des Körpers wird auch als »Metabolic Conditioning« oder abgekürzt »MetCon« bezeichnet (mit Metabolismus wird der Stoffwechsel bezeichnet). In den 1940er-Jahren wurde das Zirkeltraining von Dr. Arthur Steinhaus in den USA unter der Bezeichnung »Peripheral Heart Action« (PHP) bekannt gemacht. Wer also klassische Ausdauertrainingsmethoden wie Laufen, Radfahren, Schwimmen, Rudern oder verschiedene »Cardio«-Geräte nicht mag, findet im Zirkeltraining eine exzellente Alternative. Neben der Kraft und der Ausdauer wird auch das mentale Durchhaltevermögen (die Schmerztoleranz) erhöht.

Beim Kraft- und Ausdauer-Zirkeltraining mit Kettlebells wechseln sich in der Regel Kraftübungen mit Schwungübungen ab. Normalerweise werden hier etwa vier bis sechs Kraftübungen ausgeführt. Dabei sollte versucht werden, bei den Kraftübungen so viele technisch saubere Wiederholungen pro Intervall durchzuführen wie möglich. Wenn man sich nicht mehr steigert, kann man nach ein bis drei weiteren Einheiten die Übung schwerer gestalten (mehr Gewicht verwenden oder andere Progressionen, siehe hierzu auch das Kapitel »Progressions- und Regressionsmöglichkeiten von Übungen, ohne das Gewicht verändern zu müssen«).

Natürlich kann man auch reine Krafttrainings- und reine Kraftausdauertrainingszirkel gestalten, also beim einen nur spannungsbetonte Kraftübungen und beim anderen vor allem ballistische Übungen oder Kraftübungen mit höheren Wiederholungszahlen. Generell sollten hierbei aufgrund der hohen Ermüdungsrate technisch einfache Übungen mit leichteren Gewichten durchgeführt werden.

Ein Zirkeltraining lässt sich je nach Trainingsziel in vielen Varianten durchführen, zum Beispiel:

a) Bei jeder Übung wird ein bestimmter Wiederholungsbereich angegeben, an den die Höhe der Belastung bzw. des Gewichts angepasst werden muss.

PRAXIS

Beispiel:

Ein Zirkel zum Kraft- und Muskelaufbau, bestehend aus vier Übungen, die jeweils im Bereich von 5 bis 8 Wiederholungen durchgeführt werden, mit 30 bis 60 Sekunden Pause zwischen den Übungen und 3 bis 4 Zirkeldurchgängen.

b) Jede Übung wird eine bestimmte Zeit lang durchgeführt. Die folgenden Möglichkeiten der zeitlichen Belastungsgestaltung haben sich in der Praxis gut bewährt (vom Einfachen zum Schweren):

- 20 s Belastung, 40 s Pause
- 30 s Belastung, 30 s Pause
- 30 s Belastung, 15 s Pause
- 35 s Belastung, 20 s Pause
- 40 s Belastung, 20 s Pause
- 60 s Belastung, 30 s Pause (Schwerpunkt Kraftausdauer)

Auch 20 Sekunden Belastung mit voller Bewegungsgeschwindigkeit und nur 10 Sekunden Pause über eine Dauer von 3 bis 5 Minuten werden häufig durchgeführt, wobei diese Variante aufgrund der sehr hohen Belastung nur sehr fortgeschrittenen Sportlern vorbehalten bleiben sollte.

Es gibt auch Trainingsmethoden mit Zeitintervallen, bei denen keine Pausen gemacht werden, wodurch viel Arbeit in kurzer Zeit verrichtet werden kann.

PRAXIS

Beispiel:

30 s Bent-over Row links, 30 s Overhead Press links, 30 s Bent-over Row rechts, 30 s Overhead Press rechts, 3 Sätze; anschließend 30 s Swings, 30 s Squat, 3 Sätze

c) Kombination von a) und b). Hierbei werden sowohl der Wiederholungsbereich als auch das Zeitintervall, innerhalb dessen die geforderten Wiederholungen absolviert werden sollen, vorher festgelegt. So lassen sich das Bewegungstempo und der gewünschte Krafteffekt (z. B. Maximalkraft, Muskelaufbau oder Kraftausdauer) besser planen.

PRAXIS

Beispiel:

Man hat einen Zirkel, bestehend aus vier bis sechs Übungen, und 20 Minuten Zeit. In diesen 20 Minuten soll der Übungszirkel möglichst häufig durchlaufen werden. Ziel ist es, sich in jeder Trainingseinheit etwas zu steigern, also z. B. bei der letzten Übung noch ein bis zwei Wiederholungen mehr zu schaffen oder vielleicht sogar noch die nachfolgende Übung beginnen zu können. Sind keine Steigerungen mehr möglich, kann z. B. der Schwierigkeitsgrad der Übungen oder die Wiederholungszahl pro Übung verändert werden. 20 bis 30 Minuten sind ein guter Rahmen für diese Methode.

d) Kombination aus Zirkel- und Dichtetraining. Hierbei wird die Wiederholungszahl bei jeder Übung festgelegt und die Gesamtzeit, innerhalb deren möglichst viele Zirkeldurchgänge bzw. Übungssätze durchgeführt werden sollen.

Häufig wird nach jedem Zirkeldurchgang noch eine Minute Pause gemacht.

Zeitintervalle lassen sich auch wie folgt strukturieren:

Gleiche Zeit: Arbeits- und Pausenzeiten bleiben gleich (1:1; z. B. 30 s Squats, 30 s Pause)

Zeitleiter (sehr anspruchsvoll): Die Arbeitszeit verlängert sich, während die Pausenzeit konstant bleibt (1:1, 2:1, 3:1; z. B. 15 s Squats, 15 s Pause, 30 s Squats, 15 s Pause, 45 s Squats, 15 s Pause; Variante: mit 30 s Pause bis hoch zu 1 min Arbeitszeit)

Bewegungsleiter (Stapeln/Stacking): Mit der steigenden Anzahl an Sätzen steigt auch die Anzahl an Übungen (z. B. 30 s Snatches mit Handwechsel bei Halbzeit, 30 s Pause, 30 s Snatches, 30 s Liegestütze, 30 s Pause, 30 s Snatches, 30 s Liegestütze, 30 s beidhändige Swings)

Die technisch anspruchsvollste Übung sollte dabei immer zuerst ausgeführt werden.

Kombinationsleiter (äußerst intensiv): Bei der Kombinationsleiter wird zunächst die Bewegungsleiter durchgeführt, bis man die gewünschte Anzahl an Übungen erreicht hat. Sobald dies der Fall ist, wird die Arbeitszeit der gesamten Übungen erhöht (z. B. 30 s Snatches mit Handwechsel bei Halbzeit, 30 s Pause; 30 s Snatches, 30 s Liegestütze, 30 s Pause; 30 s Snatches, 30 s Liegestütze, 30 s beidhändige Swings, 30 s Pause; dann 45 s Snatches mit Handwechsel bei Halbzeit, 45 s Liegestütze, 45 s beidhändige Swings).

On The Minute Training (Training auf die Minute)

Wirkung/Einsatzbereich: Muskelaufbau und Kraftausdauer

Hierbei wird eine Kraftübung (oder Ausdauerübung) mit einer bestimmten Wiederholungsanzahl mit Beginn einer Minute durchgeführt. Anschließend hat man so lange Pause, bis die nächste volle Minute beginnt.

Beispiel:

1A) Clean & Press 6x
1B) Front Squat 6 x
2) Klimmzüge 6 x

Das Übungspaar 1A) und 1B) wird abwechselnd als Supersatz durchgeführt, wobei die Übungen jeweils mit Beginn der neuen Minute begonnen werden.

- je 5 Sätze = 10 min
- anschließend 6 Klimmzüge mit Beginn jeder neuen Minute; 5 Sätze = 5 min

Übungskomplexe und Übungsketten

Wirkung/Einsatzbereich: Muskelaufbau und Kraftausdauer

Bei Übungskomplexen und Übungsketten werden wenigstens zwei Einzelübungen so kombiniert, dass sie ohne Pause hintereinander ausgeführt werden und somit einen fließenden Übungsverbund bzw. eine neue Einzelübung bilden. Beispiele wären eine Kombination von Clean und Overhead Press oder von Clean, Overhead Press und Squat.

Ein **Übungskomplex** ist eine Serie von Verbundübungen, die der Reihe nach mit dem gleichen Gewicht und ohne Pause durchgeführt werden. Alle Wiederholungen einer Übung werden beendet, bevor man zur nächsten Übung innerhalb des Komplexes übergeht.

Beispiel für einen Übungskomplex:

5 x Clean – 5 x Overhead Press – 5 x Squat = 1 Satz oder Übungsdurchgang

Eine **Übungskette** ist ebenfalls eine Serie von Verbundübungen, die der Reihe nach mit dem gleichen Gewicht und ohne Pause durchgeführt werden. Allerdings wird hier jede Übung innerhalb des Durchgangs nur einmal ausgeführt. Jeder Übungsdurchgang wird als eine Wiederholung gezählt.

Beispiel für eine Übungskette:

1 x Clean – 1 x Overhead Press – 1 x Squat = 1 Wiederholung; mehrere Wiederholungen der Kette (z. B. 3 bis 5) = 1 Satz

Übungskomplexe eignen sich aufgrund der höheren Körperspannung generell mehr für das Ziel des Muskelaufbaus. Übungsketten scheinen den Körper im Ganzen etwas mehr zu belasten, weil sich der Rhythmus und das Tempo der Übungsreihenfolge schneller verändern. Generell werden Übungsketten als anstrengender für das Herz-Kreislauf-System empfunden, können aber ebenfalls sinnvoll im Muskelaufbautraining eingesetzt werden.

Empfohlenes Trainingsschema

Die im Folgenden vorgestellten Verbundübungen lassen sich in vielen Varianten ins Training einbauen, mit anderen Übungen kombinieren oder stellen eine hervorragende eigene Trainingseinheit dar. Im Folgenden finden Sie einige Beispiele dafür, wie sich verschiedene Übungen miteinander kombinieren lassen. Grundsätzlich können Sie alle vorgestellten Varianten als Übungskomplex oder als Übungskette durchführen.

Bei **Übungskomplexen** werden meist 3 bis 5 Wiederholungen pro Einzelübung innerhalb des Komplexes hintereinander durchgeführt. Die Anzahl der Trainingssätze variiert je nach Trainingsstand, Trainingsziel und der Anzahl von Einzelübungen innerhalb des Komplexes, liegt aber meist zwischen 3 und 8.

Das Trainingsgewicht richtet sich immer nach der Einzelübung innerhalb des Komplexes, bei der Sie am schwächsten sind. Häufig ist es die Overhead Press. Wenn Sie z. B. Clean, Overhead Press und Squat als Komplex mit je 5 Wiederholungen trainieren wollen, sollten Sie ein Gewicht wählen, das Sie etwa 8- bis 10-mal über den Kopf drücken können. Falls sich das als zu leicht erweisen sollte, können Sie das Gewicht immer noch erhöhen.

Übungsketten werden in der Regel mit 3 bis 5 Wiederholungen durchgeführt. Die Anzahl der Trainingssätze variiert je nach Trainingsstand, verwendetem Gewicht, Trainingsziel und der Anzahl der Einzelübungen innerhalb der Kette, liegt aber meist ebenfalls bei 3 bis 8, wenn Sie eher kraftorientiert trainieren. Wenn Ihr Schwerpunkt auf der Verbesserung der Kraftausdauer liegt, kann die Wiederholungszahl auch höher sein. Das hängt aber auch wieder von dem verwendeten Gewicht und der Anzahl der Einzelübungen innerhalb der Kette ab.

Das Trainingsgewicht richtet sich auch hier nach der Einzelübung innerhalb des Komplexes, bei der Sie am schwächsten sind. Sie sollten alle Übungen immer technisch sauber ausführen können.

Teilweise werden Übungskomplexe und -ketten auch in Form eines Dichtetrainings ausgeführt, wobei man sich eine fixe Trainingszeit setzt, z. B. 15 Minuten, und dann in dieser Zeit so viele Übungskomplexe oder -ketten durchführt wie möglich.

Die Satzpausen sollten bei Übungsketten und -komplexen so lange wie nötig und so kurz wie möglich sein. Ihr Atem sollte sich in der Pause wieder deutlich beruhigen. Wie lange die Pausen tatsächlich sein müssen, hängt von Ihrer Fitness, dem verwendeten Gewicht, der Anzahl der Einzelübungen und dem Trainingsschema ab. Vertrauen Sie auf Ihr Gefühl.

Übungskomplexe erfordern meist etwas längere Pausen, da die Körperspannung hier größer ist. 2 bis 3 Minuten sind ein guter Start. Je nach Situation könnte aber auch eine Minute denkbar sein. Bei Übungsketten sind die Pausen je nach Gewicht, Übungen, Fitness und Methodik 0,5 bis 3 Minuten lang.

Bei der ernsthaften Durchführung von Übungskomplexen ist wie bei sämtlichen anderen Methoden eine Trainingsperiodisierung zu empfehlen. So könnte man zum Beispiel bei drei Trainingseinheiten pro Woche einen leichten, einen mittleren und einen schweren/intensiven Tag wählen und im Laufe der Wochen die Intensität steigern, indem man die Anzahl der Sätze erhöht und/oder die Pausenzeit verkürzt. Inhaltlich könnte das dann beispielsweise wie folgt aussehen:

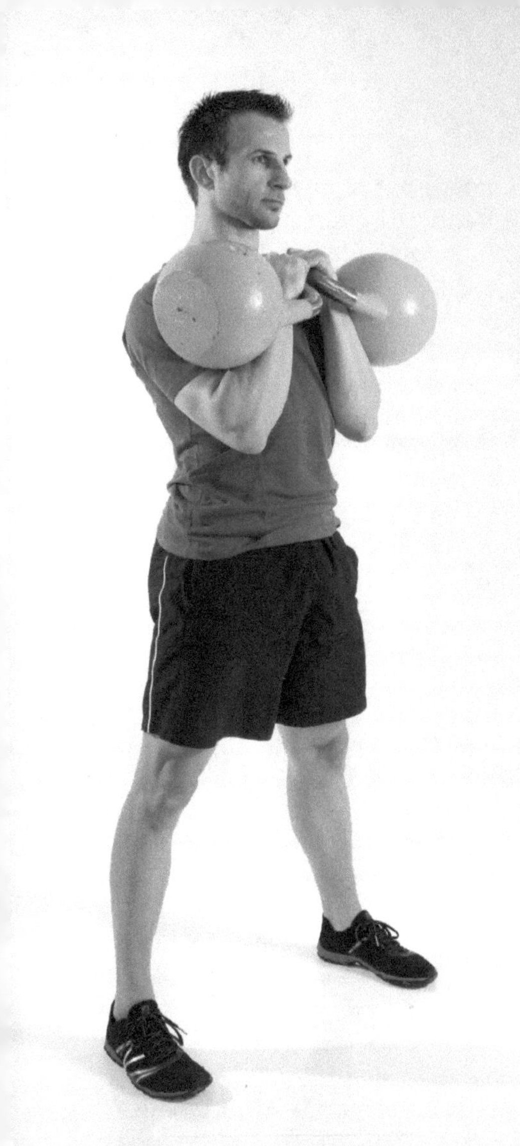

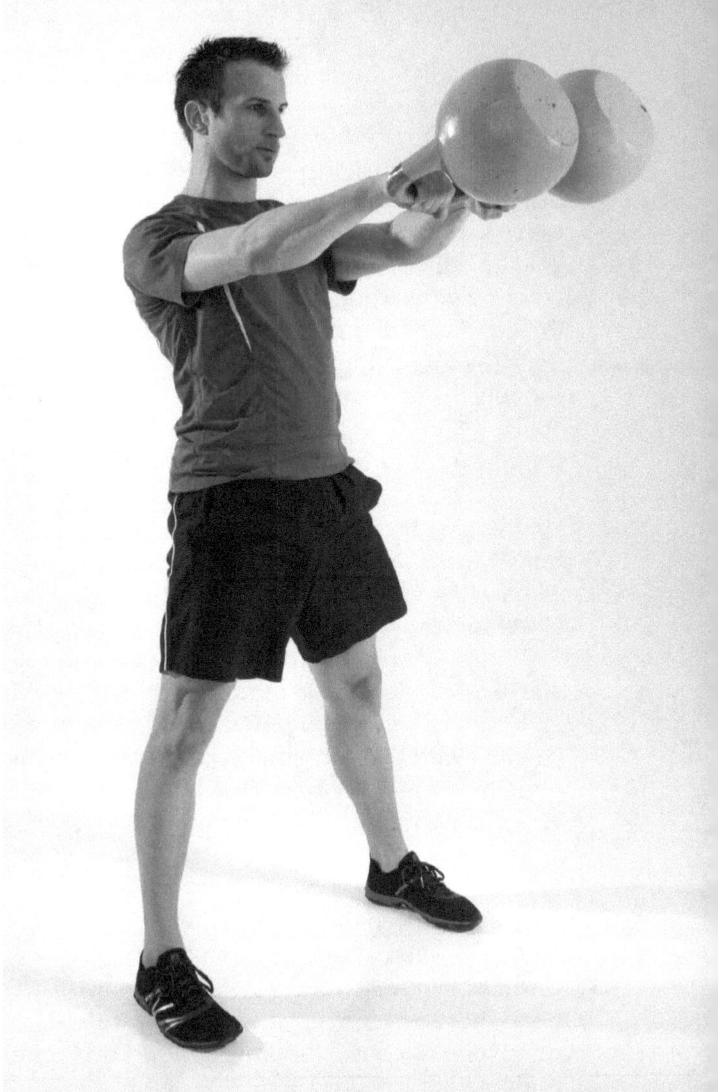

Leichter Tag: 5 x 3 Übungen im Verbund, 4–7 Sätze
Mittlerer Tag: 5 x 4 Übungen im Verbund, 4–7 Sätze
Schwerer Tag: 5 x 5 Übungen im Verbund, 3–6 Sätze

German Volume Training (GVT) / 10 x 10

Wirkung/Einsatzbereich: Muskelaufbau

Das »deutsche Volumentraining« wurde von Mike Mahler in der Kettlebellszene (wieder) bekannt gemacht. Die Idee hierbei ist es, ein mittelschweres Gewicht mit hohen Wiederholungszahlen anzuheben, was zu großen Kraftsteigerungen und gutem Muskelwachstum führen kann. Bei der Durchführung gibt es verschiedene Varianten, wobei man sich jedoch immer auf 100 Wiederholungen hocharbeitet.

Diese Methode dauert pro Einheit und Trainingsperiode länger als die meisten anderen Methoden, bietet dem Körper aber viel Zeit zur Anpassung. Wer wenige Kettlebellgewichte zur Verfügung hat, kommt mit diesem Training zunächst lange Zeit zurecht. Pro Trainingseinheit sollte diese Methode jedoch immer nur für eine bis maximal zwei Schwerpunktübungen angewendet werden, wobei diese aber von Einheit zu Einheit wechseln kann (z. B. Montag: Klimmzüge, Mittwoch: Front Squat, Freitag: Overhead Press). Für weitere Übungen innerhalb der Trainingseinheiten sind andere Methoden zu verwenden.

Beispiel 1: Unterköper-Oberkörper-Split

Hierbei wechseln sich die Trainingseinheiten vom Trainingsschwerpunkt her ab.

Unterkörper:

A) Double Overhead Press: 10 x 5 Wdh.
B) Kettlebell-Klimmzug: 10 x 5 Wdh. (Hierbei wird die Kettlebell an den Fuß oder mit einer Kette bzw. einem Seil an einen Gewichthebergürtel gehängt.)

Führen Sie die Übungen abwechselnd durch und erhöhen Sie im Laufe der Trainingseinheiten bei gleichbleibendem Gewicht allmählich auf 10 x 10. Anschließend können Sie für den Oberkörper noch die Double Windmill (High-Low-Windmill) mit jeweils 3 x 5 Wiederholungen pro Seite durchführen.

Oberkörper:

A) Double Front Squat: 10 x 5 Wdh.
B) Double Swing: 10 x 5 Wdh.

Erklärung siehe oben. Im Anschluss können Sie noch die Übung Turkish Get-up mit jeweils 3 x 3–5 Wiederholungen pro Seite durchführen.

Beispiel 2:

Da beim 10-x-10-Training die Sätze 6 bis 10 in der Regel das verwendete Gewicht bestimmen, hat Dan John eine interessante Variante bekannt gemacht, bei der man durch folgende Wiederholungsleiter mit gleichbleibendem Gewicht am Ende ebenfalls auf 100 Wiederholungen kommt: 2–3–5–10. Das Ziel ist dabei, im Laufe der Trainingszeit auf fünf Durchgänge zu kommen, wobei viele bereits beim Erreichen von drei dieser Leitern ausreichende Effekte hinsichtlich des Muskel- und Kraftzuwachses erkennen können. Hören Sie einfach auf Ihren Körper und lassen Sie bei Bedarf die letzten beiden Leiterdurchgänge weg.

Partnertraining

Wirkung/Einsatzbereich: Abhängig von der Trainingssteuerung; hoher Motivationsfaktor

Partnertraining motiviert, macht Spaß und eignet sich u. a. gut, wenn nicht für jede Person eine Kettlebell zur Verfügung steht. Dabei wechseln sich die Partner jeweils mit den Kettlebells ab, so dass immer eine Person trainiert.

Beispiele: 2 Partner, 1–2 Kettlebells:

Einer trainiert, während der andere pausiert, z. B. Swings, Snatches, Clean & Overhead Press oder Squat & Overhead Press. Varianten:

- Wiederholungszahlen vorgeben (z. B. 10 x, d. h. nach 10 Wiederholungen wird immer gewechselt)
- Zeitdauer vorgeben (z. B. 30 Sekunden, d. h. nach 30 Sekunden wird immer gewechselt)
- Aufgabe: Jedes Paar macht z. B. 100 Snatches, egal wie es aufgeteilt wird (eignet sich auch besonders gut für große Gruppen). So kann jede Person angepasst an ihren Fitnesszustand ih-

ren Beitrag leisten. Dabei sollte die Zeit gestoppt werden. Bei Gruppen gewinnt die Gruppe, die technisch sauber am schnellsten fertig ist. Ansonsten sollte versucht werden, in jeder Trainingseinheit die benötigte Zeit zu unterbieten, um den Körper kontinuierlich weiter zu fordern.

Betonung der Exzentrik

Wirkung/Einsatzbereich: Muskelaufbau

Mit Exzentrik wird beim Krafttraining der Teil einer Übungsbewegung bezeichnet, bei dem die Muskulatur dem Widerstand bremsend nachgibt, was in der Regel dem Absenken des Gewichts gleichkommt. Da man hier um etwa 30 Prozent mehr Kraft aufbringen kann als beim konzentrischen Teil der Bewegung (das Anheben oder Überwinden des Kraftwiderstands), bietet sich diese Methode vor allem an, um Kraft und Muskulatur aufzubauen. Muskeln wachsen nämlich vor allem dann, wenn möglichst hohe Spannungen möglichst lange auf sie einwirken. Für ein Muskelwachstum gilt eine Spannungsdauer von 40 bis 70 Sekunden pro Trainingssatz als besonders effektiv. Für Menschen, die vor allem »Ausdauermuskelfasern« besitzen, oder für die Beine haben sich auch Spannungsdauern von bis zu 90 Sekunden bewährt.

Der Nachteil dieses Trainings ist, dass es starken Muskelkater verursachen kann. Deshalb ist zu empfehlen, diese Methode vorsichtig zu beginnen.

Beispiel:

Sie führen vorgebeugte Ruderzüge, Überkopfdrücken oder Kniebeugen aus, wobei Sie das Gewicht explosiv anheben und etwa 3 bis 5 Sekunden lang (oder länger) absenken.

Teilwiederholungen

Wirkung/Einsatzbereich: Maximalkraft

Teilwiederholungen eignen sich besonders, wenn einem die Kraft in einem bestimmten Bewegungsabschnitt (Gelenkwinkelbereich) bei einer Übung fehlt, indem die Spannungsdauer der Übung selbst erhöht wird, speziell jedoch um diesen schwächeren Bereich herum. Wie es der Name vermuten lässt, teilt man bei dieser Methode jede Wiederholung in mehrere Bewegungsabschnitte auf (z. B. drei bis fünf) und geht dann grob gesagt innerhalb der Bewegung zwei Schritte vorwärts und einen Schritt zurück.

Beispiel:

Bei der Overhead Press lässt sich ein Gewicht noch mit mehreren Wiederholungen bewältigen, die 4 Kilogramm schwerere Kettlebell ist jedoch selbst für eine Wiederholung noch zu schwer (oder man hat gar keine schwerere Kugel zur Verfügung).

In der Teilwiederholung drückt man das Gewicht etwas hoch, lässt es dann wieder etwas herab, dann wird es wieder etwas weiter hochgedrückt als zuvor, dann wieder etwas herabgelassen usw., bis die Kugel im Lockout ist (Überkopfposition mit gestrecktem Ellenbogen). Abwärts wird das Gleiche wiederholt. In der problematischsten Position (bei vielen Menschen gleich der erste Teil der Bewegung) kann man das Gewicht beim Absenken noch kurz statisch halten.

Je nach Kraft kann man das z. B. ein bis fünfmal ohne Pause wiederholen und als einen Trainingssatz werten. Die Anzahl der Sätze ist wieder individuell, kann aber etwa bei 3 bis 5 angegeben werden, wobei die Pausenzeit aufgrund der hohen Intensität der Methode bei etwa

3 bis 5 Minuten liegen sollte. Während der Pause können andere Kraftübungen trainiert werden, die keine drückende Bewegung für den Oberkörper beinhalten (ziehende, Bein- oder Rumpfübungen sind in Ordnung). Zu Beginn empfehle ich hierbei mit weniger Wiederholungen und Sätzen anzufangen und sich langsam hochzuarbeiten.

Statisches (isometrisches) Training

Wirkung/Einsatzbereich: Maximalkraft, je nach Haltedauer auch Muskelaufbau

Statisches Training, auch Haltetraining oder isometrisches Training genannt, bewirkt aufgrund der sehr hohen Muskelspannungen eine hohe Kraftentwicklung. Prof. Theodor Hettinger hat schon vor vielen Jahrzehnten die Effektivität dieser Methode nachweisen können und selbst beachtliche Muskelaufbauergebnisse bei seinen Probanden dokumentiert.

Häufig liest man, dass isometrisches Training die Muskulatur nur in der jeweiligen Gelenkwinkelstellung kräftigt, in der der Widerstand gehalten wird. Es hat sich jedoch gezeigt, dass eine Haltedauer von mindestens 40 Sekunden (teilweise 90 bis 180 Sekunden für die Beine) eine so intensive Muskelfaserrekrutierung (= Anzahl der angespannten Muskelfasern innerhalb eines Muskels) bewirkt, dass der Muskel in jedem Gelenkwinkel stärker wird, selbst wenn nur ein Winkel gehalten wird.

Wenn man nur in einem bestimmten Teilabschnitt einer Übungsbewegung weniger Kraft hat, z. B. bei der Pistol, beim Start oder am Ende der Overhead Press oder auch beim Klimmzug, dann lässt sich dieser auch gezielt mit kürzeren Haltezeiten kräftigen. Das erhöht dann tatsächlich nur die Kraft in diesem Gelenkwinkelbereich (± etwa 10 Grad).

Viele meinen, dass statisches Training die Schnelligkeit nicht verbessern kann oder gar langsamer macht, doch aufgrund der hohen Muskelspannung lernt der Körper dabei mehr Muskelfasern aktiv an der Bewegung zu beteiligen. Bruce Lee hat seine Kraft übrigens häufig und gerne mit isometrischem Training verbessert, und er war bekanntlich alles andere als langsam.

Möglich wäre es auch, das Gewicht beizubehalten und das Bewegungstempo zu verlangsamen, z. B. könnte man beim Überkopfdrücken weniger Wiederholungen machen, dafür aber den exzentrischen Teil der Wiederholung (das Absenken) betont langsamer ausführen (z. B. 3 bis 5 Sekunden lang) oder jede Einzelwiederholung auf 10 bis 60 Sekunden ausdehnen, oder gar auf 90 Sekunden, indem man z. B. die Kettlebell zusätzlich noch eine Weile statisch über Kopf hält.

Eine weitere Möglichkeit, über die Bewegungsgeschwindigkeit mit einer eigentlich zu leichten Kettlebell dennoch sehr gute Kraftverbesserungen zu erzielen, ist das statisch-dynamische Training. Hierbei wird die aktiv-dynamische Übungsausführung mit der statischen Haltemethode kombiniert, wofür es viele Varianten gibt.

PRAXIS

Beispiel: Kniebeuge

Sie gehen bei der Kniebeuge ganz hinunter, drücken sich dann bis zu einem Kniewinkel von 90 Grad hoch und halten diese Position für 10 Sekunden, dann gehen Sie wieder herunter, dann wieder ganz hoch. Dies wäre eine Wiederholung. Führen Sie davon pro Satz z. B. 5 Wiederholungen durch.

Weitere Varianten für das statisch-dynamische Training finden Sie weiter unten.

Slow Speed und Super Slow Training

Wirkung/Einsatzbereich: Muskelaufbau, Maximalkraft

Bei der Super Slow-Methode werden alle Wiederholungen betont langsam durchgeführt, sowohl die konzentrische als auch die exzentrische Phase der Bewegung, was eine sehr lange und hohe Muskelspannung (TUT, »time under tension«) bewirkt. Durch die bewusst langsame und sehr kontrollierte Bewegungsausführung birgt dieses Training ein sehr geringes Verletzungsrisiko.

Aufgrund der sehr hohen Muskelspannung ist das Training so intensiv, dass es in der Regel als Einsatztraining durchgeführt wird, bei dem bis kurz vor dem Muskelversagen trainiert wird. Natürlich sollte die Technik noch aufrechterhalten und das Gewicht sicher abgesetzt werden können. Beim Training mit dem eigenen Körpergewicht (ohne Geräte) wird hierbei häufig bis zum Muskelversagen trainiert.

Ein Trainingssatz pro Einheit stellt also einen ausreichenden Trainingsreiz dar und lässt die Trainingseinheiten sehr kurz ausfallen, was besonders bei Zeitmangel von Vorteil ist. Die dabei entwickelte Kraft lässt sich erfahrungsgemäß im Alltag und im Sport bei sämtlichen Gelenkwinkelstellungen anwenden.

Während der gesamten Übungsausführung sollte darauf geachtet werden, dass man trotz der großen Anstrengung ausschließlich über die Nase einatmet (das ist aus gesundheitlicher Sicht übrigens für jegliches Training zu empfehlen) und das Gesicht nicht verzieht (»Pokerface«).

Führen Sie pro Trainingseinheit nicht mehr als drei bis vier verschiedene Übungen aus, da das Zentralnervensystem hierbei stark ermüdet. Zwei bis maximal drei Trainingseinheiten pro Woche sind völlig ausreichend. Diese Methode eignet sich hervorragend für Menschen, die stark werden und bleiben wollen und wenig durch Zahlen im Training motiviert werden (verwendetes Gewicht oder Wiederholungen).

Da das Training mental sehr fordernd und durch die geringe bzw. sehr langsame Bewegung nicht sehr abwechslungsreich ist, spricht diese Methode nicht jeden an. Sie lässt sich mit oder ohne Gewichte bestens bis ins hohe Alter durchführen, auch weil sie sehr sicher ist.

Stoppen Sie, wie lange Sie die Übung sehr langsam mit guter Technik durchführen können, bis die Muskeln fast versagen. Als Faustformel können Sie die Übung schwerer machen bzw. das Gewicht erhöhen, wenn Sie die Übung etwa 70 Sekunden lang durchführen können (bei Beinübungen teilweise auch ab etwa 90 bis 120 oder gar 180 Sekunden). Versuchen Sie dabei stets eine möglichst hohe Muskelspannung aufrechtzuerhalten und so wenige Wiederholungen wie möglich zu schaffen.

Es gibt verschiedene Varianten der Durchführung, wobei sich eine Uhr mit Sekundenanzeige, ein Intervalltimer oder eine Metronom-App für das Handy bzw. Tablet als sehr nützliche Hilfen erwiesen haben, um die Sekunden leichter mitzählen zu können. Hier sind einige Beispiele zur Anregung:

Beispiel 1: Freie Gestaltung der Belastungszeit (spielen Sie mit der Zeit)

Suchen Sie sich eine nicht zu komplizierte Übung aus (z. B. Front Squat, Bent-over Row oder Overhead Press), bei der Sie

Ihre Kraft steigern wollen, und führen Sie sie beliebig langsam aus, wobei Sie jedoch stets eine möglichst hohe Muskelspannung aufrechterhalten sollten.

Beispiel 2: 5–10 s anheben, 5–10 s absenken

Suchen Sie sich eine nicht zu komplizierte Übung aus (z. B. Front Squat, Bent-over Row oder Overhead Press), bei der Sie Ihre Kraft steigern wollen. Heben Sie das Gewicht 5 bis 10 Sekunden lang an und senken Sie es dann 5 bis 10 Sekunden lang ab. Wiederholen Sie das solange, bis die Technik deutlich nachlässt.

Eine weiter beliebte Steigerung ist das Ausdehnen der konzentrischen und exzentrischen Phase der Bewegung auf jeweils etwa 15, 20 oder gar 30 Sekunden.

Statisch-dynamisches Training

Wirkung/Einsatzbereich: Maximalkraft, je nach Übungsdauer auch Muskelaufbau

Eine weitere Möglichkeit, über die Verlangsamung der Bewegungsgeschwindigkeit sehr gute Verbesserungen der Maximalkraft und somit auch des Muskeltonus zu erzielen, ist das statisch-dynamische Training. Hierbei wird die aktiv-dynamische Übungsausführung mit der statischen Haltemethode kombiniert.

Auch hier gibt es verschiedene Varianten der Durchführung, wobei sich eine Uhr mit Sekundenanzeige, ein Intervalltimer oder eine Metronom-App für das Handy oder Tablet als sehr nützliche Hilfen erwiesen haben, um die Sekunden leichter mitzählen zu können. Hier sind einige Beispiele zur Anregung:

Beispiel 1: Halten in der Endposition der Bewegung

Sie gehen bei der Kniebeuge ganz hinunter, halten die Position für 3 bis 10 Sekunden, dann drücken Sie sich wieder ganz hoch.

Beispiel 2: 1,5 Wiederholungen mit Haltezeit

Sie gehen bei der Kniebeuge ganz hinunter, drücken sich dann bis zu einem Kniewinkel von 90 Grad hoch und halten die Position für 1 bis 10 Sekunden, dann gehen Sie wieder herunter, dann wieder ganz hoch. Dies wird als eine Wiederholung gezählt, aber als Eineinhalb-Wiederholungsmethode bezeichnet. Führen Sie davon pro Satz je nach Haltezeit etwa 3 bis 8 Wiederholungen durch.

Beispiel 3: Mehrere Haltezeiten innerhalb einer Wiederholung

Bei dieser Variante unterteilen Sie die konzentrische und exzentrische Phase einer Übung jeweils in etwa drei bis fünf Teilabschnitte und halten während jeder Wiederholung das Gewicht in jedem Teilabschnitt für etwa 2 bis 5 Sekunden.

Am Beispiel der Kniebeuge können Sie so z. B. leicht die Knie beugen, so dass sich die Muskelspannung vergrößert, und diese Position für 2 bis 5 Sekunden halten. Dann beugen Sie die Knie etwas mehr, halten dort wieder, dann beugen Sie die Knie bis etwa 90 Grad, halten wieder und gehen so noch zwei Stufen weiter, bis Sie unten sind. Auf dem Weg nach oben legen Sie an den gleichen Positionen wieder eine gleichlange Haltepause ein. Wiederholen Sie das, bis die Muskeln fast versagen oder die Technik deutlich nachlässt.

Natürlich können Sie die Bewegung auch in mehr oder weniger Etappen durchführen. Ein bis drei Sätze sollten hierbei pro Trainingseinheit völlig ausreichen.

Beispiel 4: ABC-Training oder ABC-Leiter

Das ABC-Training oder die ABC-Leiter ist eine Variante der Methode in Beispiel 3, für die es ebenfalls mehrere Möglichkeiten der Ausführung gibt.

Beim Überkopfdrücken würden Sie hierbei z. B. das Gewicht ganz hochdrücken und dort 5 Sekunden lang halten (Position A). Dann senken Sie es bis zur Hälfte ab und halten es dort wiederum 5 Sekunden lang (Position B). Dann senken Sie es bis kurz vor die Rack-Position fast ganz ab, so dass Sie noch eine deutliche Muskelspannung in der Schulter haben, und halten es dort erneut 5 Sekunden lang (Position C). Ohne Pause wiederholen Sie dann den Ablauf und halten das Gewicht im zweiten Durchgang jeweils 3 Sekunden lang an diesen drei Positionen und im dritten Durchgang jeweils 1 Sekunde lang. Wenn Sie dann noch Kraft haben, fangen Sie wieder mit 5 Sekunden an oder erhöhen im nächsten Durchgang das Gewicht oder verändern Ihre Körperposition (siehe hierzu auch das Kapitel »Progressions- und Regressionsmöglichkeiten von Übungen, ohne das Gewicht verändern zu müssen«).

Ein bis drei Sätze pro Trainingseinheit bei zwei Trainingseinheiten pro Woche genügen hiervon in der Regel völlig, um die Kraft zu steigern.

Beispiel 5: Countdowns mit Haltezeit in der Endposition

Siehe Beispiel für die Methode »Countdowns« unten.

Countdowns

Wirkung/Einsatzbereich: Muskelaufbau und Kraftausdauer

Bei Countdowns wird die jeweilige Übung mit zunehmend sinkender Wiederholungszahl durchgeführt, ähnlich dem absteigenden Leitertraining. Als Variante kann man dabei nach jeder Leitersprosse die Endposition für 3 bis 5 Sekunden halten, wie beim dynamisch-statischen Training, was die Übung noch deutlich anspruchsvoller werden lässt.

Beispiel: Kniebeugen-Countdowns

Dabei werden z. B. 6, 5, 4, 3, 2, 1 Kniebeugen durchgeführt (= 21 Wdh.), wobei nach jeder Leitersprosse 3 Sekunden lang die untere Position gehalten wird.
Also 6 Squats, 3 Sekunden unten halten, 5 Squats, 3 Sekunden unten halten, usw. bis 1 Squat, 3 Sekunden unten halten. Das ist ein Satz. Diese Methode lässt sich auch gut mit zwei Übungen im Supersatz durchführen, z. B. Squats und Klimmzüge, wobei bei der zweiten Übung das gleiche Belastungsschema durchgeführt werden kann oder ein fester Wiederholungsbereich beibehalten wird (z. B. 5 bis 8 Wiederholungen).

Im Klimmzugbeispiel müssen viele Trainierende sicherlich den obersten Countdownrang reduzieren und bei 4 oder 3 Wiederholungen anfangen. Die Halteposition hierbei ist der angehobene Körper, mit dem Kinn über der Klimmzugstange. An Sätzen können Sie je nach Fitness und einer kurzen Eingewöhnungszeit etwa 3 bis 5 durchführen. Natürlich lässt sich diese Countdown-Methodik auch auf andere Übungen übertragen, z. B. Deadlift oder Overhead Press.

Muskelaufbau mit Kettlebells

Obwohl es beim Kettlebell-Training nicht vorrangig um den Aufbau von Muskelmasse, sondern vor allem um die Entwicklung einer hohen funktionellen Kraft und einer hohen (Kraft-)Ausdauer geht, bekomme ich immer wieder Anfragen, die sich auf den Muskelaufbau mithilfe von Kettlebells beziehen. Dieser Abschnitt stellt einige sehr effektive Methoden dafür vor.

Zuerst möchte ich jedoch darauf hinweisen, dass es für die Gesundheit und Leistungsfähigkeit besonders wichtig ist, die Muskeln zu trainieren, die man *nicht* im Spiegel sieht, also die Stabilisationsmuskeln und die Muskeln der Körperrückseite. Ich kann aber auch verstehen, dass vielen Menschen das äußere Erscheinungsbild wichtig ist.

Regelmäßiges Krafttraining (3- bis max. 4-mal pro Woche), ausreichende Erholung (Schlaf!) und nährstoffreiche Nahrung sowie möglichst wenig Stress sind die Voraussetzungen für beste Erfolge. Natürlich spielt auch die individuelle genetische Veranlagung bezüglich des Ausmaßes und der Geschwindigkeit des Muskelwachstums eine wichtige Rolle.

Für einen effektiven Muskelaufbau sollten möglichst hohe Spannungen möglichst lange auf den Körper einwirken. Weiter ist der muskelaufbauende Effekt umso größer, je mehr Muskelmasse bei einer Übung aktiv ist. Dies hängt mit der dann erhöhten Produktion an anabolen (= aufbauenden) Hormonen zusammen. Gemeint sind vor allem sogenannte Grund- oder Ganzkörperübungen, die im Kettlebell-Training am besten mit zwei Kettlebells ausgeführt werden.

Dazu zählen u. a. die Übungen Double Front Squat, Double Overhead Press, Double Clean & Overhead Press, Renegade Row, Double Bent-Over Row und Double One-Leg-Deadlift. Aber auch

Der Renegade Row

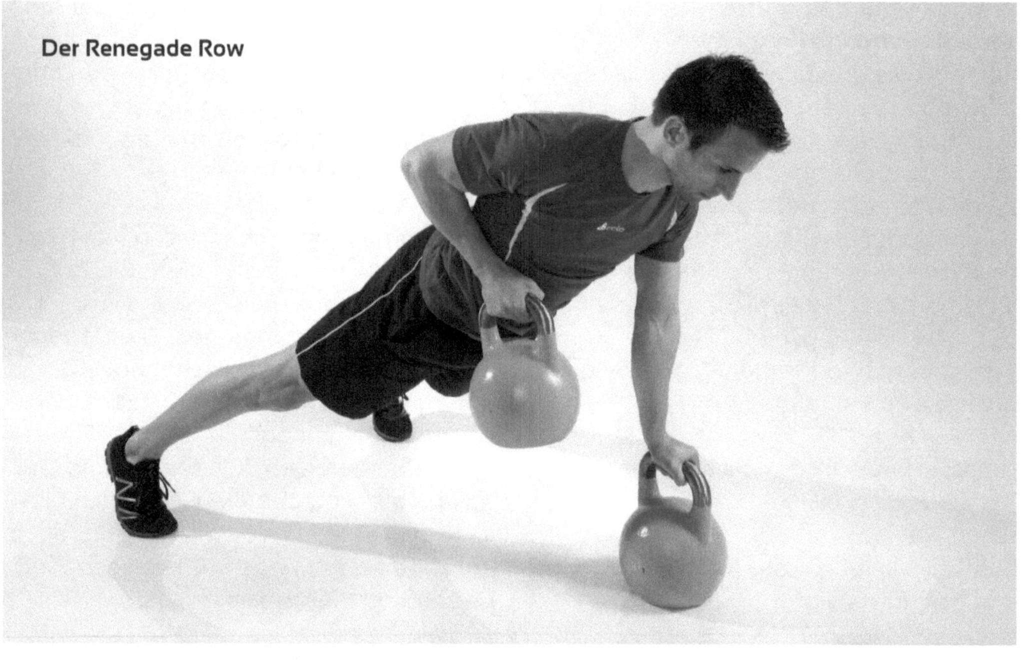

Klimmzüge (evtl. mit Zusatzgewicht) gehören in ein solides und ausgewogenes Kettlebell-Training, wenn es um den Aufbau von Kraft und Muskelmasse geht.

Weiter haben sich Verbund- oder Komplexübungen in Wiederholungsbereichen von ca. fünf bis zehn in mehreren Sätzen ausgeführt als recht erfolgreich erwiesen. Ein Beispiel ist die Verbundübung Clean-Squat-Overhead Press mit zwei Kettlebells. Siehe hierzu auch den Abschnitt »Übungskomplexe und Übungsketten« in diesem Buch.

Methoden

Von den vielen effektiven Muskelaufbaumethoden, die inhaltlich teilweise sehr unterschiedlich sind, möchte ich hier einige herausgreifen, die sich besonders für das Training mit Kettlebells eignen. Wem es jedoch primär um den maximalen Muskelaufbau im Sinne des klassischen Bodybuildings geht, also um »dicke Muskeln«, die vor allem zum Anschauen da sind, dem rate ich eher zu Kurz- und Langhanteln, weil sich die Gewichtsabstufung dort wesentlich feiner steuern lässt. Wer hingegen »nur« einen definierten, athletischen Körper anstrebt, dessen Muskeln fest und gut sichtbar sind und der noch stärker ist, als er aussieht, der muss sich um Bodybuilding keine Gedanken machen, denn dafür ist »normales« Kettlebell-Training bestens geeignet – bei deutlich kürzerer Trainingszeit.

Für einen niedrigen Körperfettgehalt, der einzig und allein zu gut definierten, also »sichtbaren« Muskeln führt, hat eine entsprechend disziplinierte Ernährung die oberste Priorität. Das Training ist hierbei zweitrangig, erzielt jedoch eine sehr gute ergänzende Wirkung.

Klassisches Hypertrophietraining

- Drei Ganzkörpertrainings pro Woche (z. B. bestehend aus zwei unterschiedlichen Trainingseinheiten, wobei Training A und B im Wechsel ausgeführt werden)
- Für sehr fortgeschrittene Kraftsportler kann evtl. ein Oberkörper-Unterkörper-Split zumindest für einen bestimmten Zeitraum bessere Ergebnisse bringen. In der ersten Woche sehen die Trainingseinheiten dann wie folgt aus: Oberkörper, Unterkörper, Oberkörper, und in der zweiten Woche dann Unterkörper, Oberkörper, Unterkörper.
- Zwei nicht miteinander konkurrierende Übungen abwechselnd ausführen (z. B. einbeiniger Deadlift und Overhead Press), dann das nächste Übungspaar (z. B. Squatvariante und Klimmzug).
- 4 Wochen: 1–3 x 9–12 Wdh., 30–60 s Pause, anschließend
- 4 Wochen: 3–5 x 5–8 Wdh., 30 bis 120 s Pause
- Aus Sicherheitsgründen stets nur bis zum technischen Versagen, nicht bis zum Muskelversagen trainieren.

Mikroperiodisierung

- Drei Ganzkörpertrainings pro Woche (z. B. bestehend aus zwei unterschiedlichen Trainingseinheiten, wobei Training A und B im Wechsel ausgeführt werden).
- Für sehr fortgeschrittene Kraftsportler kann evtl. ein Oberkörper-Unterkörper-Split zumindest für einen bestimmten Zeitraum bessere Ergebnisse bringen. In der ersten Woche sehen die Trainingseinheiten wie folgt aus: Oberkörper, Unterkörper, Oberkörper, und in der zweiten Woche dann Unterkörper, Oberkörper, Unterkörper.

- Zwei nicht miteinander konkurrierende Übungen abwechselnd ausführen (z. B. einbeiniger Deadlift und Overhead Press), dann das nächste Übungspaar (z. B. Squatvariante und Klimmzug).

So weit ist alles wie beim klassischen Hypertrophietraining. Nun die Periodisierung:

- In jeder Einheit ändert sich die Wiederholungszahl bei den Übungen. Durch diese ständig neuen Reize kann ein guter Muskelaufbaueffekt erzielt werden. Beispiel:

1. Woche: Training A: 3 x 10–12 Wdh., 30–60 s Pause, Training B: 3–4 x 5–6 Wdh., 30 bis 120 s Pause, Training A: 3 x 10–12 Wdh., 30–60 s Pause
2. Woche: Training B: 3 x 10–12 Wdh., 30–60 s Pause, Training A: 3–4 x 5–6 Wdh., 30 bis 120 s Pause, Training B: 3 x 10–12 Wdh., 30–60 s Pause, usw.

- Nachteil ist, dass man mehr Kettlebells oder ein sehr gutes Wissen über Progressions- und Regressionsmöglichkeiten benötigt.
- Aus Sicherheitsgründen stets nur bis zum technischen Versagen, nicht bis zum Muskelversagen trainieren.

5 x 5 (zusätzlich hoher Kraftzuwachs)

- Drei Ganzkörpertrainings pro Woche, wobei jedoch jeweils nur bei 1–2 Übungen nach der 5-x-5-Methode trainiert wird, um Überlastungen zu vermeiden.
- Wer 5 x 5 Wiederholungen mit einer Übung bei gleichbleibendem Gewicht und gleicher Pausenlänge (z. B. 2 Minuten) bewältigt, führt die Wiederholungen 1–2 Sekunden lang konzentrisch (Anheben) und 2–4 Sekunden lang exzentrisch (Absenken) aus.
- Werden auch dabei 5 x 5 Wiederholungen erzielt, kann man entweder mit der Slow Speed-Methode weitermachen (siehe unten), z. B. 5 Sekunden konzentrisch, 5 Sekunden halten, 5 s exzentrisch oder
- man verkürzt die Pausenzeit von 2 Minuten auf 1,5 Minuten, später auf 1 Minute.
- Wer auch hierbei 5 x 5 Wiederholungen bewältigt (mit langsamem, kontrolliertem Bewegungstempo), kann mit einer schwereren Kettlebell von vorne beginnen.
- Möglich wäre es auch, als Steigerung eine schwerere Übungsvariante zu wählen, z. B. Umstieg von Overhead Press stehend zu Overhead Press sitzend.
- Aus Sicherheitsgründen stets nur bis zum technischen Versagen, nicht bis zum Muskelversagen trainieren.
- Für ausführlichere Informationen und Varianten dieser Trainingsmethode verweise ich auf den Abschnitt »Krafttrainingsmethoden mit Kettlebells« in diesem Buch.

EDT / Escalating Density Training (zusätzlich enormer Kraftzuwachs)

- Drei Ganzkörpertrainings pro Woche
- Zwei nicht miteinander konkurrierende Übungen (z. B. nicht zwei drückende wie Overhead Press u. Floor Press oder zwei ziehende wie Klimmzug und Bent-Over Row) oder zwei antagonistische Übungen wählen (z. B. Klimmzug und Overhead Press oder Floor Press und Bent-Over Row)
- Die beiden Übungen werden abwechselnd 15 min lang ausgeführt, mit dem Ziel, in jeder Einheit mehr Gesamtwie-

derholungen innerhalb der 15 min zu erreichen als in der vorhergehenden (Strichliste führen)
- Nach 15 min eine kurze Pause einlegen (3–5 min) und weitere 15 min mit zwei anderen Übungen trainieren.
- Im klassischen EDT wird ein Gewicht verwendet, das man etwa 10 mal bei der jeweiligen Übung bewältigen kann. Man führt damit im Training jeweils nur 5 Wiederholungen aus. Im Laufe der 15 min wird es aufgrund der zunehmenden Ermüdung so sein, dass die Pausen länger und/oder die Wiederholungszahlen weniger werden. Das ist kein Problem, solange versucht wird, die Gesamtwiederholungszahl in der nächsten Einheit zu überbieten.
- Empfehlung: Fangen Sie mit maximal 10-min-Blöcken an und steigern Sie sich langsam auf 15 min, sonst droht ein Muskelkater der Sonderklasse.

Zusammenfassende Grundprinzipien für ein effektives Muskelaufbautraining

Bei fixen Gewichten wie Kettlebells gelten besonders folgende Prinzipien:

1. Erhöhung der Geschwindigkeit der Bewegungsausführung, um die wachstumsstarken schnellkräftigen Muskelfasern besser erreichen zu können.
2. Erhöhung der Belastungsdauer, längere Muskelspannungen pro Satz (TUT, »time under tension«).
3. Erhöhung der Belastungsdichte durch langsame Verkürzung der Pausen.

- 3 x pro Woche intensives Krafttraining (evtl. 4 x im Oberkörper-Unterkörper-Split für sehr Fortgeschrittene).
- Ganzkörpertraining, v.a. für Einsteiger und Frauen; sehr Fortgeschrittene können evtl. auch einen Oberkörper-Unterkörper-Split trainieren.
- Maximal 30–45 min (evtl. 60 min) pro Trainingseinheit für beste hormonelle Effekte.
- Nur 3–6 Übungen pro Trainingseinheit, insgesamt maximal 15–20 Sätze (Übungsdurchgänge).
- Durchschnittlich 3–10 Wiederholungen pro Satz, meistens 5–8 Wdh., wobei viele Frauen bei 8–12 Wdh. bessere Ergebnisse zu haben scheinen (probieren Sie einfach beides aus); für die Beine auch mal 12–15 (20) Wdh.
- Nicht bis zum Muskelversagen trainieren, sondern nur bis zum technischen Versagen. Es sollten also noch 1–2 zusätzliche Wiederholungen möglich sein. Sobald eine gute Technik nicht mehr aufrechterhalten werden kann, sollte der Übungsdurchgang beendet werden.
- Möglichst stehende Verbundübungen wählen, die mehrere Gelenke mit einbeziehen (z.B. Kniebeugen, Kreuzheben, schweres Tragen, Überkopfdrücken, Ruderzüge, Klimmzüge, Dips, Liegestütze, Bankdrücken, Umsetzen, Reißen, Stoßen).
- Zwei Übungen im direkten Wechsel durchführen (z.B. Ober- u. Unterkörper), mit kurzen Pausen dazwischen (max. 30–60 s).
- Einen Trainingsplan mindestens 3–4 Monate lang befolgen, ganz gleich, was man Neues im Internet oder Büchern findet.
- In jeder Woche sollte man bestrebt sein, die Trainingsleistung zu verbessern (z.B. mehr Wiederholungen, mehr Gewicht oder kürzere Pausen).

- Nach ca. 6–8 intensiven Wochen sollte eine ruhigere Woche eingelegt werden. Anfänger können in der Regel 12 Wochen lang durchtrainieren.
- Schlaf ist sehr wichtig, um die Regeneration zu gewährleisten. Aufgrund der hormonellen Antwort wäre es ideal, um 22 bis 22.30 Uhr das Licht zu löschen und 8 bis 9 Stunden zu schlafen. So steigen die Insulinsensitivität sowie der Testosteron- und Wachstumshormonspiegel und Cortisol wird besser abgebaut. Dies trägt neben dem Muskelaufbau auch sehr zur Körperfettreduktion bei.
- Das Krafttraining sollte durch ein intensives (Kraft-)Ausdauer-Intervalltraining ergänzt werden, um den Stoffwechsel und die Produktion von muskelauf- und fettabbauenden Hormonen zu verbessern.
- Ideal: 2–4 x pro Woche für 15–30 min (also an drei Tagen Krafttraining und an zwei anderen ballistische Kettlebell-Übungen, Sprints, schwere Gewichtsschlitten schieben oder ziehen o. Ä.); zusätzlich kann ein etwa 5- bis 10-minütiges Intervalltraining im Anschluss an das Krafttraining erfolgen, siehe »Finisher« im Kapitel »(Kraft-) Ausdauertraining mit Kettlebells«.
- Ernährung in hoher Qualität und Quantität, Erholung und ein erfolgreiches Stressmanagement gehören immer zu einem erfolgreichen Muskelaufbautraining.

Kraft- und Muskelaufbau mit explosiven Kettlebell-Übungen

Bei den bisher genannten Methoden werden vor allem »spannungsbetonte« Übungen durchgeführt, bei denen das Bewegungstempo eher mittel bis langsam ist.

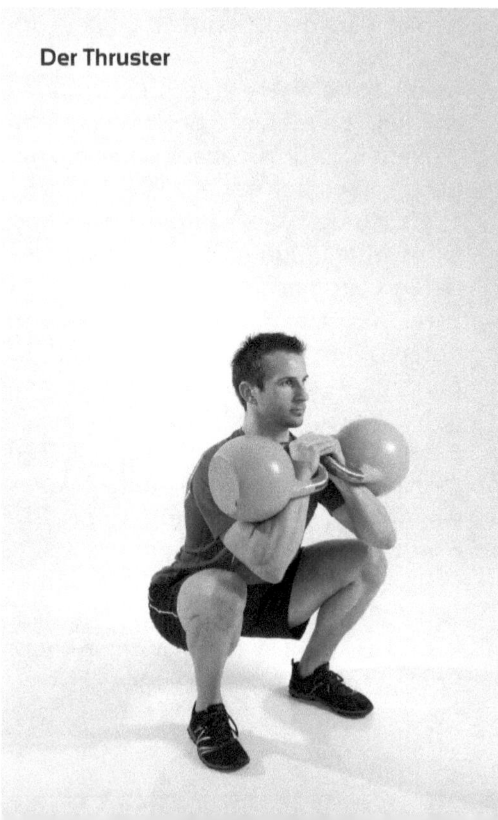

Der Thruster

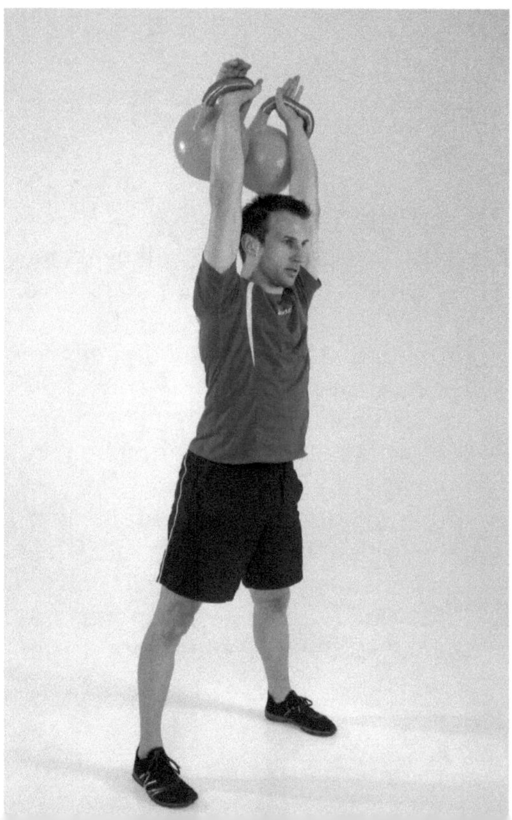

Es hat sich jedoch gezeigt, dass auch explosive Ganzkörperübungen wie z. B. Double Clean, Double Swing, Double Push Press, Double Jerk sowie Double Clean & Push Press und Double Clean & Jerk eine gute Hypertrophiewirkung (= Muskelaufbau) erzielen können. Auch von einhändigen Snatches ist dies bekannt, wenn sie über mehrere Sätze mit jeweils 10 bis 20 Wiederholungen ausgeführt werden.

Grundprinzipien für ein Muskelaufbautraining mit explosiven Kettlebell-Übungen:

- Verwenden Sie schwere Kettlebells.
- Ideal sind Übungen mit zwei Kettlebells.
- Führen Sie jeweils 10 bis 20 Wiederholungen pro Satz durch.
- Verwenden Sie Hybridübungen wenigstens für einen Teil des Trainings (z. B. Double Clean & Push Press und Double Clean & Jerk).
- Essen und schlafen Sie genug.

Wie man sein halbes Körpergewicht einhändig über Kopf drücken kann

Laut Pavel Tsatsouline soll man in einigen Teilen Russlands das Jugendalter inoffiziell verlassen und als Mann anerkannt werden, wenn man es schafft, sein halbes Körpergewicht einhändig über den Kopf zu drücken (Pavel Tsatsouline: *Kettlebell-Training*). Der Deutsche Arthur Saxon war dann sicherlich ein Supermann, als er Anfang des 20. Jahrhunderts 57 Kilogramm einarmig über den Kopf drückte.

In diesem Abschnitt beschreibe ich die Herangehensweise, mit der es mir zu Beginn meines Kettlebell-Trainings gelungen ist, mein halbes Körpergewicht mit der Overhead Press jeweils links und rechts einhändig in die gestreckte Lockout-Position über den Kopf zu drücken. Natürlich gibt es viele verschiedene Möglichkeiten, diese Herausforderung zu bewältigen, und diese ist sicher nicht die einzig wahre. Mein damaliger Weg soll nur Anregungen geben und zeigen, dass man Geduld und eventuell auch Flexibilität bei der Anwendung verschiedener Methoden benötigt, um Plateauphasen zu überwinden.

Grundvoraussetzungen:

- ein sicheres, geduldiges Training (was Wochen bis Monate dauern kann), denn nach wie vor gilt aus Sicherheits- und Gesundheitsgründen »Qualität vor Quantität«

- eine sehr gute Rumpfstabilität (kann z. B. durch folgende Übungen erreicht werden: Front- und Seitstütz in allen Varianten, siehe auch meine Bücher *Das große Kettlebell-Trainingsbuch* und *Training mit dem eigenen Körpergewicht*; Renegade Row, Krabbeln in allen Varianten, Sea Saw Press, tiefe Front Squats, Farmer's Walk und Varianten mit schweren Gewichten, zwei schwere Kettlebells 30 bis 90 Sekunden lang in der Rack Position halten, u. a.)
- eine sehr gute Technik bei der Übung Overhead Press selbst (siehe Einführungsbuch oben)
- eine sehr gute Technik in der Rack Position (siehe Einführungsbuch oben)
- volle Konzentration
- gestreckte Knie und Hüften
- hartes Bracing (Beckenboden, Bauch und Po fest anspannen) und Poweratmung (siehe Einführungsbuch oben)
- die freie Faust ballen und auf der arbeitenden Seite den Kettlebell-Griff zu »zerquetschen« versuchen

Noch einmal zur Wiederholung, weil dies besonders von jungen Männern häufig missachtet wird (siehe auch das Kapitel zum Übertraining): Die sichere und technisch saubere Bewegungsausführung sollte immer Vorrang vor Wiederholungen oder einer Gewichtssteigerung haben. Die Qualität kommt also immer vor der Quantität! Erst wenn die jeweilige Übung mit leichtem bis moderatem Gewicht technisch sauber und schmerzfrei beherrscht wird (mindestens 6 bis 8 Wiederholungen), sollte auf ein höheres Gewicht gewechselt werden!

Doch nun zu meinem Weg, mein halbes Körpergewicht einarmig über den Kopf drücken zu können: Ich wog damals noch etwa 64 Kilogramm, hatte also 32 Kilogramm als Ziel. Nach langem Training mit der 24er-Kettlebell in verschiedenen Übungsvarianten (Overhead Press, Double Overhead Press, Alternating Press und Sea Saw Press, u. a. mit mehreren Sätzen mit 3 bis 6 Wiederholungen, 5 x 5 Wiederholungen oder Leitertraining) konnte ich die 32er-Kugel mit der Push Press gut über Kopf bringen, aber zur Overhead Press fehlte mir im ersten Abschnitt der Bewegung die Kraft. Um dies zu verbessern, habe ich sehr gute Krafterfolge mit Teilwiederholungen und einer leichteren Kettlebell erarbeitet (8 Kilogramm weniger).

Hierbei teilt man jede Wiederholung in drei bis vier Bewegungsabschnitte auf, also etwas hochdrücken, wieder etwas herunterlassen, dann etwas weiter hochdrücken, wieder etwas herunterlassen usw., bis die Kugel im Lockout ist (Überkopfposition mit gestrecktem Ellenbogen). Abwärts wird das Gleiche wiederholt. Grob gesagt gilt dabei das Prinzip: zwei Schritte vorwärts, einen Schritt zurück.

In der problematischsten Position (bei mir der erste Teil nach dem Start) habe ich beim Absenken noch kurz statisch gehalten.

Schema:

- Links je 3–4 Teilwiederholungen hoch und runter mit statischem Halten am Schluss etwa auf Schulterhöhe, dann rechts das Gleiche wiederholen. Dies habe ich dreimal ohne Pause wiederholt und als einen Satz gewertet.
- Davon habe ich 5 Sätze durchgeführt, mit einer Pause von 3 bis 5 Minuten dazwischen, in denen ich andere Übungen trainiert habe (KEINE drückenden, sondern ziehende und Übungen für den Unterkörper).
- Ich empfehle hierbei mit weniger Wiederholungen und Sätzen anzufangen und sich langsam hochzuarbeiten.

- Das Krafttraining habe ich an drei Tagen pro Woche durchgeführt, Schwungübungen (vor allem Swings, Cleans und Snatches) an zwei bis drei Tagen pro Woche.
- Alle zwei Wochen habe ich getestet, ob ich das nächste Kettlebellgewicht mittels Overhead Press bewältige.

Dieses Schema habe ich so lange durchgeführt, bis ich das Gewicht auf beiden Seiten jeweils mindestens zweimal sauber über Kopf drücken konnte (mein Ego wollte damals unbedingt, dass ich als »ganzer Mann« durchgehe ...).

Viele kommen bei der Vielzahl der möglichen Kettlebell-Übungen bezüglich des eigenen Trainings ganz durcheinander. Welche Übungen sind die wichtigsten? Welche davon soll ich heute wählen und wie soll ich damit trainieren? Warum wähle ich die eine und nicht die andere Übung? Dabei ist einer der großen Vorteile des Kettlebell-Trainings seine hohe Übertragbarkeit auf andere Bereiche und die Einfachheit des Systems. Nur wenige Übungen genügen, was diverse Trainingsprogramme und die Praxis immer wieder bestätigen.

Einige Ausbilder von militärischen Spezialeinheiten sagen aus ihrer täglichen Erfahrung heraus, dass man sich über die Übungsvielfalt und Übungsauswahl bei Kettlebells keine großen Gedanken machen muss, solange man sein halbes Körpergewicht noch nicht einhändig über den Kopf drücken kann und noch keine 200 Wiederholungen im 10-minütigen U. S. Secret Service Counter Assault Team Snatch-Test mit der 24-kg-Kettlebell schafft. Siehe zum Snatch-Test auch das Kapitel »Wie man über 200 Wiederholungen beim U. S. Secret Service Snatch-Test schaffen kann« im Ausdauertrainingsteil dieses Buches.

Wenn man dann so weit ist und diese beiden Kriterien erfüllt, gibt es für den »Normalsterblichen« auf der anderen Seite kaum einen Grund, diese ausgezeichnete Fitness noch weiter auszubauen. Hier kann man den Stand halten und nach Lust und Laune mit den vielen anderen Übungen spielen. Insofern bleibt Kettlebell-Training also einfach, ist aber trotzdem nicht leicht.

Die Overhead Press

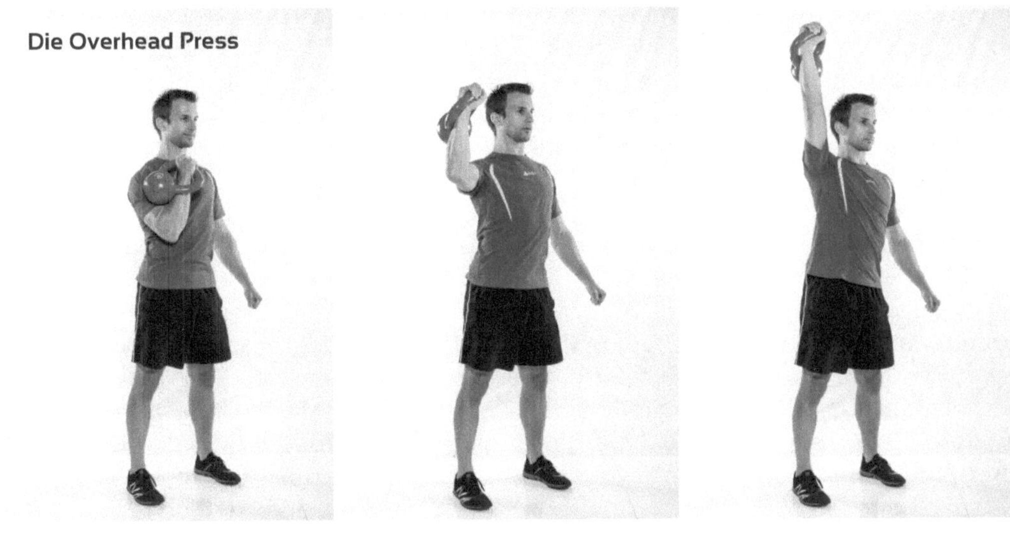

Old school Strongman-Training

Frühere »Kraftprotze«, wie die starken Männer im deutschsprachigen Raum damals genannt wurden, mussten teilweise mehrmals am Tag auf Shows, Jahrmärkten und im Zirkus ihre Kraft vorführen und nebenbei auch noch trainieren, ohne dabei auszubrennen. Alexander »Samson« Zass hat z. B. 60 Jahre lang Vorführungen im Zirkus gegeben und konnte mit 70 Jahren immer noch Hufeisen aufbrechen, Ketten zerreißen und zwei Löwen mit einem besonderen Gestell auf die Bühne tragen. Dies war nur durch ein geschicktes Training möglich.

Meist wurde dabei an vier bis sechs Tagen pro Woche trainiert, wobei eine Einheit etwa 15 bis 60 Minuten dauerte. Die verschiedenen Übungen wurden hintereinander in einer fast losen Reihenfolge mit verschiedenen Methoden durchgeführt.

Generell wurde innerhalb der Trainingseinheiten viel variiert. Die Belastung wurde durch die verschiedenen Übungen auf die verschiedenen Muskelgruppen hin- und hergeschoben, und auch die Belastungsintensität wechselte sich kontinuierlich zwischen leicht, mittel und schwer ab. Vor und nach schweren Übungen wurden leichtere zur aktiven Regeneration eingeschoben.

Der Intensitätsbereich lag beim Großteil der Übungen bei 50 bis 80 Prozent. Schauen Sie also selbst, welches Gewicht Sie wie häufig bei einer Übung anheben können, und führen Sie dann im Training nur 50 bis 80 Prozent der Wiederholungen aus. Je nach Trainingsmethode können Sie natürlich auch bei gleicher Wiederholungszahl das Gewicht entsprechend reduzieren.

In jeder Einheit wurde der ganze Körper trainiert, wobei der Schwerpunkt täglich auf eine andere Übung gelegt wurde. Diese wurde dann mit einem höheren Volumen und einer höheren Intensität trainiert, indem man während des Trainings mit verschiedenen anderen Übungen langsam darauf hinarbeitete und immer wieder zur Hauptübung zurückkam. Diese wurde dann in einigen Sätzen mit einer Intensität von 90 bis über 100 Prozent trainiert und eventuell noch mit anschließenden Sätzen und abnehmendem Gewicht abgeschlossen.

Viele der starken Männer von früher haben nach der »Instinktmethode« trainiert, d. h. dass sie auf ihren Körper hörten und täglich spontan entschieden haben, was sie wie an diesem Tag trainieren wollten bzw. ob sie überhaupt trainierten oder lieber eine Pause mit Spaziergängen, Lockerungsübungen o. Ä. einlegten. Viele haben ihr Training so spontan oder instinktiv durchgeführt, dass sich dabei selten eine Trainingseinheit wiederholte. Auch die Tageszeit und Häufigkeit der Einheiten pro Tag wurde variiert. So konnte der Körper sehr abwechslungsreich und umfassend trainiert werden.

Dieses Vorgehen hat dazu geführt, dass die meisten Kraftathleten von früher auch im fortgeschrittenen Alter noch sehr gesund, beweglich und stark waren. Damals wäre niemand auf die Idee gekommen, ständig mit 85 bis 100 Prozent Belastungsintensitäten zu trainieren, wie es viele junge Menschen heutzutage machen (siehe hierzu auch das Kapitel »Übertraining«).

Bei den spannungsbetonten Kraftübungen wurden meist maximal 5 bis 6 Wiederholungen pro Satz durchgeführt, weil es um die Maximalkraftverbesserung ging. Zur Verbesserung der Kraft und Muskelmasse durch explosive Übungen sind 5 bis 20 Wiederholungen zu empfehlen und zur Ausdauerverbesserung über 20 (siehe hierzu auch den Abschnitt »Kraft- und Muskelaufbau mit explosiven Kettlebell-Übungen«). Man sollte immer auf den Körper hören, die Übungen sowie die Gewichte entsprechend anpassen und gegebenenfalls noch einen zusätzlichen Regenerationstag einschieben. Übungen mit dem eigenen Körpergewicht aus dem Turn- und Artistikbereich waren ebenfalls eine feste Größe bei den früheren »Strongmen«.

Generell ist der Einsatz von Kombinations- bzw. Verbundübungen (»Hybridübungen«) zu empfehlen, weil man damit in kurzer Zeit viel Arbeit verrichten kann (siehe auch den Abschnitt »Übungskomplexe und Übungsketten«).

PRAXIS

Beispiele:

- **(Double) Clean – (Double) Overhead Press – (Double) Jerk – (Double) Front Squat**
- **(Double) Swing – (Double) High Pull – (Double) Snatch – (Double) Front Squat – (Double) Push Press**
- **(Double) Snatch – (Double) Swing – (Double) Clean**
- **(Double) Snatch – (Double) Overhead Press – (Double) Front Squat)**

Da die Qualität der Übungsausführung immer oberste Priorität hat, sind während des Trainings entsprechende Pausen und/oder Lockerungsübungen einzubauen.

Beispiel:

Kurzes Training für einen neuen Gewichtsrekord bei der Übung (Turkish) Get-up:

In einem Seminar hat eine junge Frau erzählt, dass sie beim Get-up nicht mehr als 24 Kilogramm bewältigen könne. Um sich auf dieses Gewicht zu bringen, sollte sie daraufhin Folgendes machen (sie war bereits gut aufgewärmt):

- 10 s lang deutlich mehr Gewicht (in diesem Fall 40 kg) am gestreckten Arm in der Ausgangsposition am Boden halten. (Ein Partner stand zur Sicherheit direkt daneben und hielt die Hände nahe der Kugel.)

Der Turkish Get-up

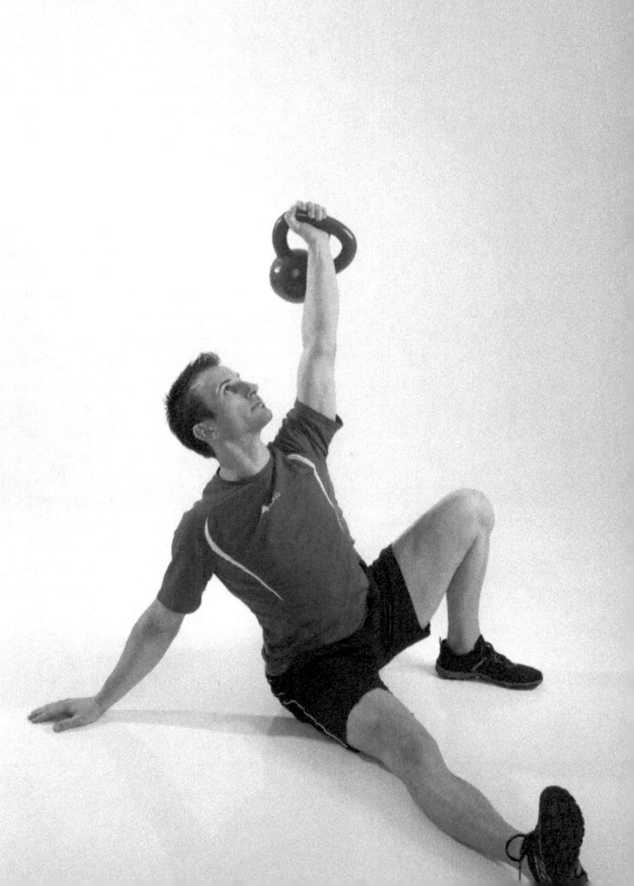

- 5 einhändige Deadlifts mit 40 kg pro Arm
- 10 s lang etwas weniger Gewicht als vorher (in diesem Fall 32 kg) am gestreckten Arm in der Ausgangsposition am Boden halten (wieder mit Partner)
- 5 einhändige Swings mit 32 kg pro Arm
- 2 einhändige Deadlifts mit 32 kg pro Arm
- Get-up mit 24 kg, den sie nun sicher und souverän ausführen konnte. Anschließend wollte sie sogar direkt die 28 kg schwere Kettlebell ausprobieren.

Dieses Vorgehen war so erfolgreich, weil das Nervensystem und die Muskulatur entsprechend vorbereitet und aktiviert wurden. Ein vergleichbares Vorgehen lässt sich auf verschiedene Übungen anwenden. Für ein Ganzkörpertraining hätte die Frau beispielsweise zwischendurch noch ein paar Front Squats und ein paar lockernde Übungen durchführen können.

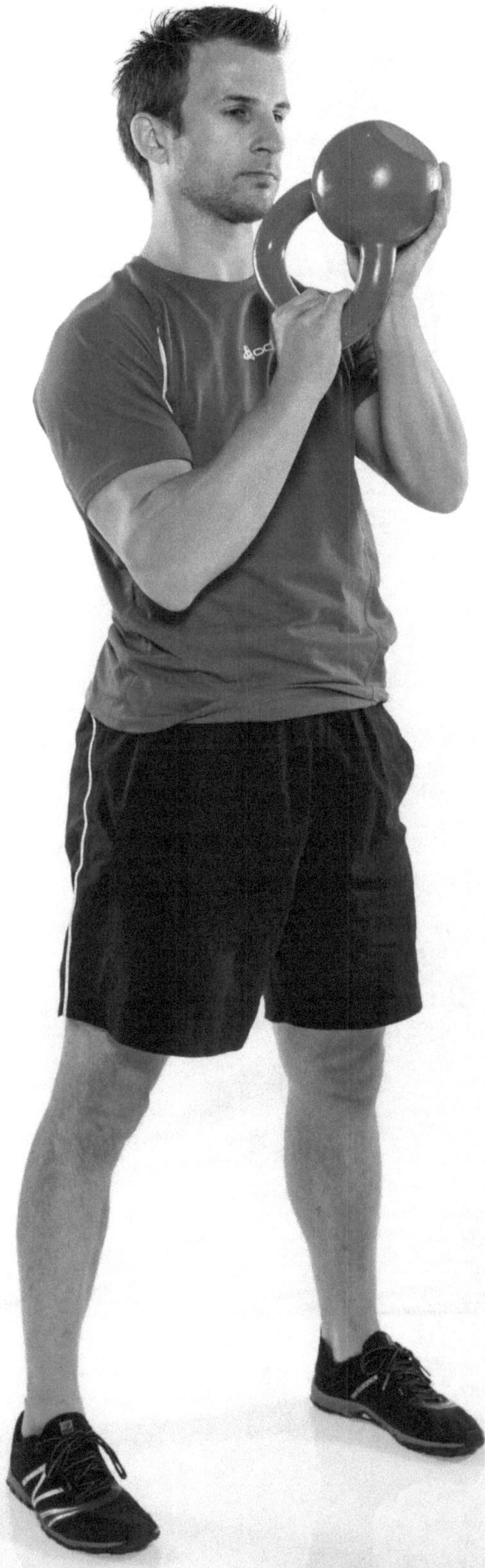

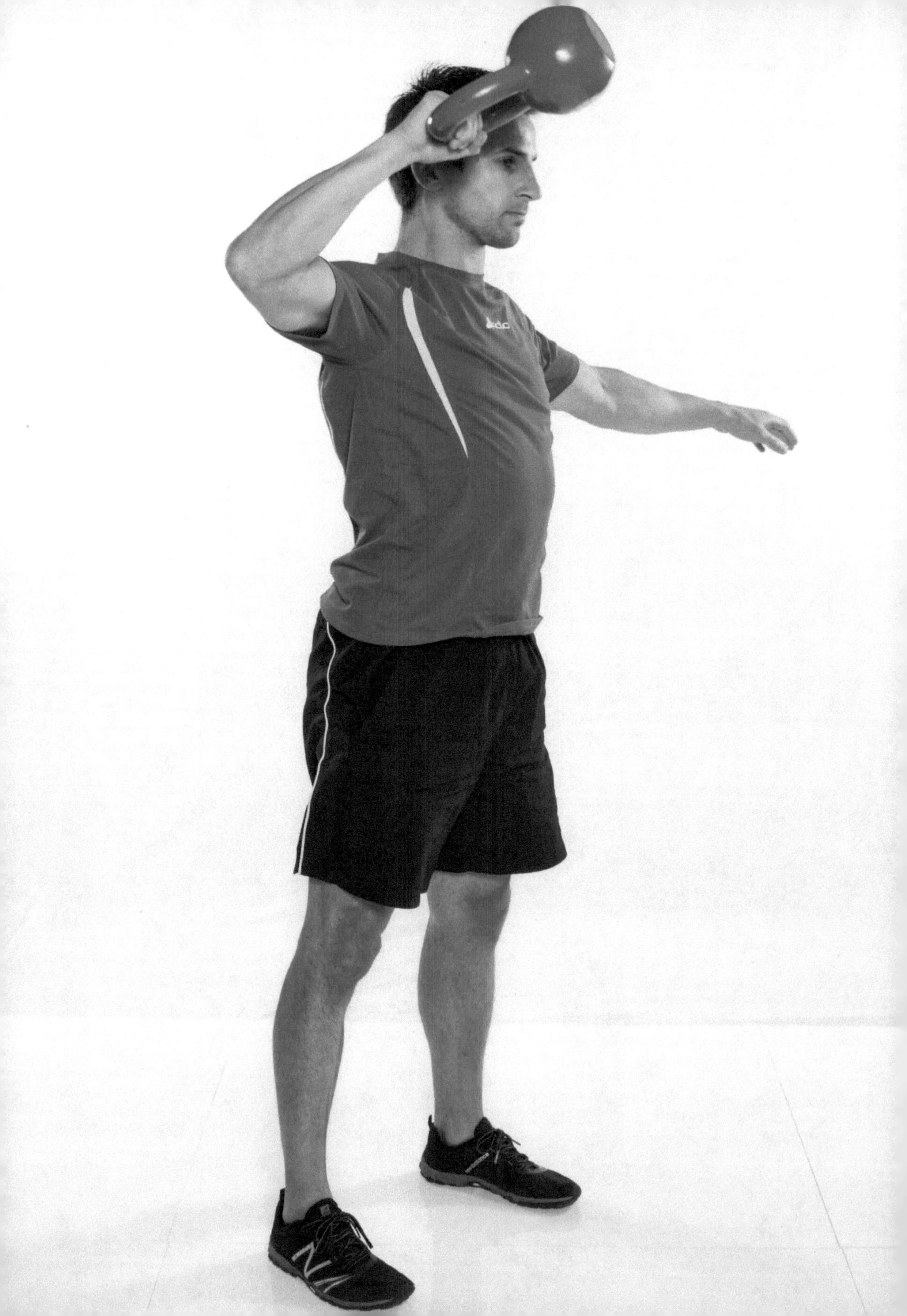

KAPITEL 4

(KRAFT-)AUSDAUER-TRAINING MIT KETTLE-BELLS (KETTLEBELL CONDITIONING)

Die beste Anwendungsmöglichkeit von Kettlebells liegt neben dem Krafttraining im (Kraft-)Ausdauertraining (»Conditioning«), also der Leistungsverbesserung der Atmungs-, Herz-Kreislauf- und Stoffwechselsysteme. Daher werden Kettlebells auch hauptsächlich zu diesem Zweck eingesetzt. Aufgrund ihrer speziellen Form eignen sich die Kugelhanteln besonders für ballistische Übungen (Reißen, Stoßen, Umsetzen, Schwungdrücken, Schwingen), die mit hohen Wiederholungszahlen ausgeführt werden.

In diesem Kapitel stelle ich Ihnen Möglichkeiten vor, mit denen Sie ein gezieltes Ausdauertraining mit Kettlebells durchführen können.

Wenn Sie Ihre Herz-Kreislauf-Fitness verbessern wollen, dann sollten Sie im Hinblick auf die gesundheitliche und allgemeine Fitness eher die Dauer des Trainings verkürzen, aber dafür die Intensität der Belastung erhöhen. Das ist effektiver und benötigt obendrein viel weniger Zeit. Verglichen mit Laufen oder Radfahren versuchen Sie somit die gleiche Strecke in kürzerer Zeit zu schaffen, anstatt die Streckenlänge immer weiter auszudehnen. Voraussetzung ist natürlich, dass Sie eine entsprechende Belastbarkeit und Technik haben bzw. das Training so steuern, dass Sie innerhalb Ihrer Belastungsfähigkeit bleiben.

Eine Möglichkeit dabei ist, dass Sie Ihre Wiederholungszahl, z. B. bei Swings, zunächst langsam zu erhöhen versuchen (z. B. von 20 auf 50 bis 100 Wiederholungen) und dann mit einer schwereren Kettlebell von vorne starten. Empfehlenswerter ist es jedoch, nicht auf eine bestimmte Wiederholungszahl hin zu trainieren, sondern auf eine bestimmte Zeitdauer. Das ist auch mental etwas entspannter, da Sie nicht immer mitzählen müssen. Ausdauer bedeutet letztendlich nichts anderes, als dass der Körper eine gegebene Belastung möglichst lange durchhalten kann, ohne vorzeitig zu ermüden. Daher wird die Ausdauer auch als Ermüdungswiderstandsfähigkeit bezeichnet.

Bei ballistischen Übungen wird die Kettlebell geschwungen oder gestoßen.

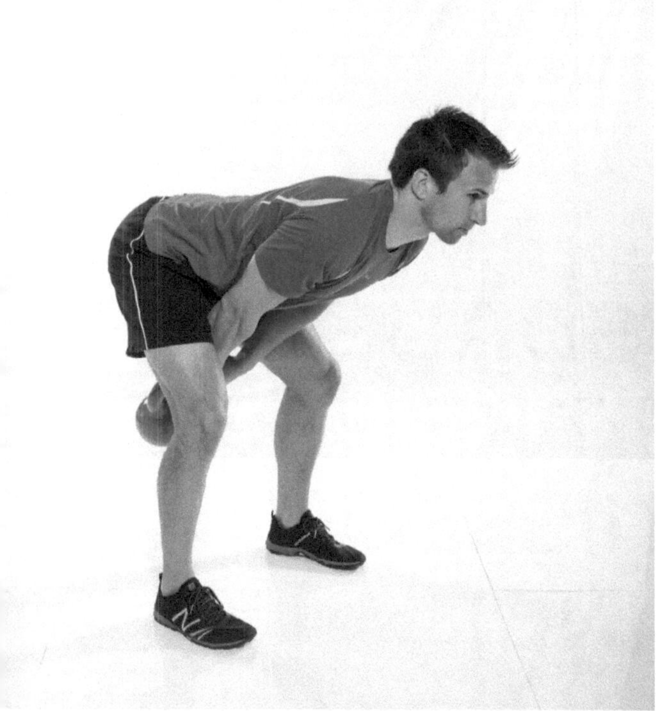

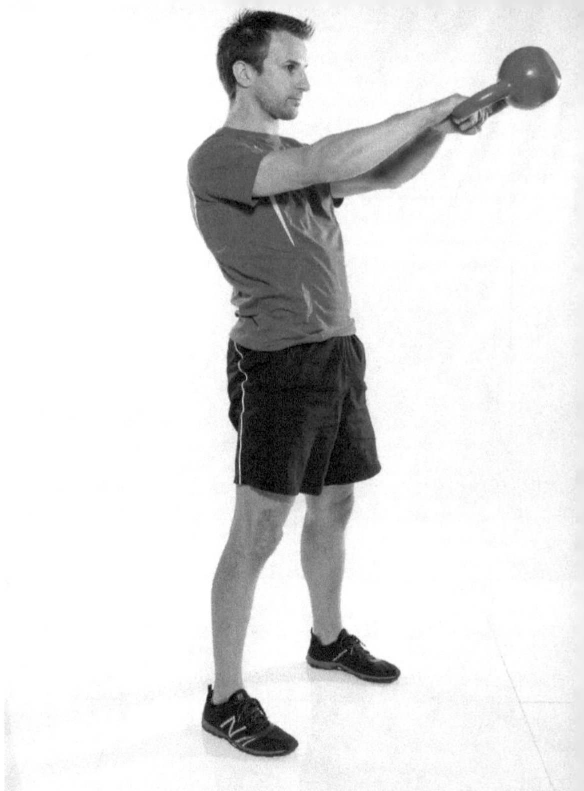

Im Gegensatz zu anderen Formen des Ausdauertrainings ist die Anwendung von Kettlebells bei richtiger Technikausführung sehr gelenkschonend. Die Füße bleiben stets am Boden, so dass keine hohen Aufprallkräfte von den Beinen abgefangen werden müssen, was besonders übergewichtigen Menschen und Trainingsanfängern zugutekommt, die ihre Ausdauer verbessern und viele Kalorien verbrennen möchten. Gleichzeitig steigt bei den oben genannten Übungen die Kraft, weil die Muskelspannungen höher sind.

Wer sich intensiver mit der Ausdauerverbesserung durch Kettlebells beschäftigt hat, weiß, dass Werbeaussagen wie »Entwickeln Sie das Herz eines Grizzlys und die Ausdauer eines Rennpferds« oder »Schmiede dir ein elastisches Herz aus Stahl« natürlich völlig übertrieben formuliert sind, dennoch aber einen wahren Kern beinhalten. Intensives Kettlebell-Training kann wirklich zu einer sehr beachtlichen (Kraft-)Ausdauerleistungsfähigkeit führen, die sich auch gut auf andere Sportarten übertragen lässt.

Damit Sie eine grobe Vorstellung davon bekommen, was ich mit »sehr beachtlich« meine, möchte ich den bekannten Kettlebell-Trainer Steve Cotter zitieren, der einmal sagte: »Wenn man mit einer 24 Kilogramm schweren Kettlebell jeweils 30 Wiederholungen an Snatches pro Arm mit nur einem Handwechsel und ohne Pause durchführen kann, also ohne die Kugelhantel dabei abzusetzen, dann hat man eine Ausdauerleistungsfähigkeit erreicht, bei der es im Kettlebell-Training erst losgeht …«

Nachdem im russischen Militär viele Studien zu den gesundheitlichen und leistungsbezogenen Wirkungen von Kettlebell-Training durchgeführt wurden, haben in den letzten Jahren auch die ersten anderssprachigen Forscher ihre Ergebnisse publiziert. So hat der dänische Wissenschaftler Kenneth Jay zum Beispiel gezeigt, wie sich die maximale Sauerstoffaufnahme (VO_2max) durch ein hochintensives Intervalltraining verbessern lässt, bei dem Kettlebell-Snatches mit maximaler Geschwindigkeit durchgeführt werden.

Aufbauend auf diesen Erkenntnissen wurde in einer anderen Untersuchung herausgefunden, dass der Kalorienverbrauch während eines Kettlebell-Trainings tatsächlich sehr hoch ausfallen kann. Bei der Studie mit 10 Probanden (29 bis 46 Jahre) wurde festgestellt, dass während des Trainings mit einem speziellem Belastungsprotokoll durchschnittlich 20,2 kcal/min (= 404 Kilokalorien in 20 Minuten) verbrannt wurden. Zum Vergleich: Um diesen Kalorienverbrauch durch andere Sportarten zu erzielen, müsste man 5365 Meter in 20 Minuten laufen oder 20 Minuten lang mit Langlaufskiern und hohem Tempo bergauf fahren.

Für Menschen, die Körperfett reduzieren möchten, ist es interessant zu wissen, dass durch ein derartiges Training zusätzlich ein hoher Nachbrenneffekt erzeugt wird. Er sorgt dafür, dass der Stoffwechselgrundumsatz noch viele Stunden nach dem Training erhöht bleibt und weiterhin vermehrt Kalorien verbrannt werden.

Im Training wurde der Knettlebell-Snatch mit maximaler Bewegungsgeschwindigkeit in Intervallform durchgeführt. Nach einem speziellen Eingangstest wurde bestimmt, ob dabei 7, 8 oder 9 Snatches in 15 Sekunden mit jeweils 12, 16 oder 20 Kilogramm durchgeführt wurden. Das Trainingsschema sah wie folgt aus: 15 Sekunden Belastung, 15 Sekunden Pause, Handwechsel. Dauer: 20 Minuten.

In einer anderen Studie wurden Kettlebell-Swings mit 16 Kilogramm hinsichtlich der Herz/Kreislauf- und Stoffwechseltrainingseffekte untersucht. Dabei galt es, 12 Minuten lang so viele beidhändige Swings wie möglich durchzuführen. Die durchschnittliche Herzfrequenz betrug dabei 87 Prozent des Maximalwertes beim Laufen und die durchschnittliche Sauerstoffaufnahme lag bei 65 Prozent des Maximalwertes. Somit kann ein solches Training in die Kategorie »hard exercise« des American College of Sports Medicine eingeordnet werden.

Die Untersuchung hat bestätigt, dass das beschriebene 12–Minuten-Training ausreichend ist, um die maximale Sauerstoffaufnahme (VO_2max = Bruttokriterium der Herz/Kreislauf-, Stoffwechsel- und Atmungsleistungsfähigkeit) zu erhöhen. Zusätzlich wurde das Training mit einem traditionellen, kraftorientierten Zirkeltraining verglichen, mit dem Ergebnis, dass ersteres ein effektiveres Herz/Kreislauftraining darstellt.

Zur Verbesserung der Ausdauer mit Hilfe von Kettlebells werden je nach Zielsetzung entweder die Dauermethode, ein extensives oder ein intensives Intervalltraining angewendet.

VORSICHT!

Das genannte Trainingsprotokoll ist nur für Menschen geeignet, die eine exzellente Technik beherrschen, nicht unter Schulterbeschwerden leiden und sich lange und intensiv mit Kettlebell-Snatches befasst haben. Sonst ist die Verletzungsgefahr sehr hoch! Außerdem sollte der spezielle Vortest zur Bestimmung des Gewichts und der Wiederholungskadenz für die Intervalle durchgeführt werden, bei dem Sie 5 Minuten lang Snatches ohne Pause durchführen müssen (siehe hierzu das Kapitel »Einführung ins High Intensity Snatch Training«).

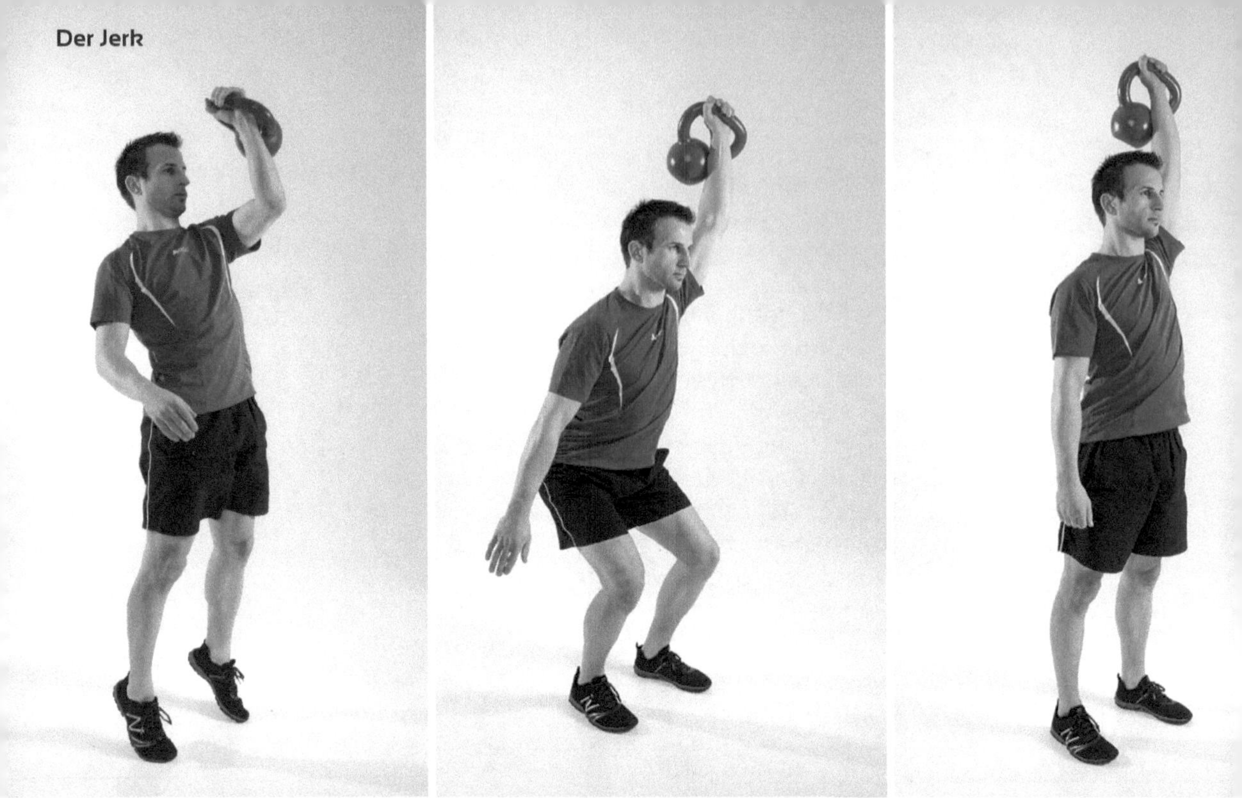

Der Jerk

Bei der intensiven Intervallmethode sind die Bewegungen in der Regel sehr explosiv und werden mit hoher Körperspannung durchgeführt. Bei den extensiven Intervallen ist die Intensität niedriger. Die Dauermethode kommt eher im Wettkampfbereich zur Anwendung.

Die klassischen Kettlebell-Übungen zur Verbesserung der (Kraft-)Ausdauer sind vor allem der Swing, Clean, Snatch, die Push Press und der Jerk oder Kombinationen wie Clean & Push Press oder Clean & Jerk.

Doch auch Übungskomplexe und Übungsketten, die mindestens zwei verschiedene Übungen miteinander kombinieren, können je nach Methodik neben der Kraft auch die Ausdauer verbessern (siehe hierzu den Abschnitt »Übungskomplexe und Übungsketten« im Kapitel »Krafttraining mit Kettlebells«).

Kettlebell-Wettkämpfe werden offiziell etwa seit Mitte des 20. Jahrhunderts ausgerichtet. Sie ähneln grob dem olympischen Gewichtheben, nur dass es keine Maximalkraftwettbewerbe sind, sondern Kraftausdauerwettbewerbe, die pro Disziplin 10 Minuten dauern.

Bei den Männern gibt es klassisch zwei Disziplinen: den Biathlon mit Stoßen und Reißen (Jerk und Snatch) sowie den langen Zyklus (beidhändiges Umsetzen und Stoßen; Long Cycle Clean and Jerk). Frauen treten im Reißen an oder im einhändigen langen Zyklus. Das Stoßen im kurzen und langen Zyklus erfolgt bei den Männern mit zwei Kettlebells, beim Reißen wird nur eine verwendet.

Die Athleten starten dabei in verschiedenen Gewichtsklassen. Das Alter, das Geschlecht und das Leistungsniveau bestimmen dabei das Startgewicht (12, 16, 24 oder 32 kg pro Hand).

PRAXIS

Eine gängige Klasseneinteilung samt Startgewicht sieht wie folgt aus:

1. Anfänger: Frauen 12 kg, Männer 16 kg,
2. Amateure: Frauen 16 kg, Männer 24 kg,
3. Profi: Frauen 24 kg, Männer 32 kg.

Bei Jugendlichen unter 18 Jahren:

1. Amateure: Frauen 12 kg, Männer 16 kg,
2. Profi: Frauen 16 kg, Männer 24 kg.

Den Wettkampf gewinnt die Person, die bei der jeweiligen Disziplin innerhalb von 10 Minuten die meisten technisch sauberen Wiederholungen durchführt, ohne dass das Gewicht zwischendurch abgesetzt wird. Beim Reißen darf das Gewicht lediglich einmal in die andere Hand gewechselt werden.

Die jeweilige Leistungsklasse wird durch ein spezielles Rankingsystem ermittelt, bei dem je nach Geschlecht, Altersklasse, Übung und Körpergewicht eine bestimmte Mindestanzahl an Wiederholungen mit einem vorgegebenen Gewicht absolviert werden muss.

Die offiziellen Rankingtabellen für die Einstufung des Leistungslevels und die erreichten Wiederholungszahlen auf Wettkampfebene zeigen ebenfalls klar, dass ballistische Kettlebell-Übungen eine außergewöhnliche Entwicklung der Ausdauerleistungsfähigkeit bewirken können.

Aufgrund der anderen Zielsetzung unterscheidet sich die Übungsausführung von Kettlebell-Wettkämpfern deutlich von der Technik, die eher im Fitnessbereich und Athletiktraining zur Anwendung kommt. Letztere wird überwiegend sehr explosiv und mit hoher Körperspannung durchgeführt, erstere »weicher«, flüssig und mit entgegengesetzter Atemtechnik. Das Training für Kettlebell-Wettkämpfe ist auf eine sehr spezifische Form der Kraftausdauer ausgerichtet. Diese andere Technik ist erforderlich, weil es hierbei wichtig ist, sich möglichst energiesparend zu bewegen. Eine allgemeine Fitnessverbesserung ist dabei zweitrangig. Beim Fitness- und Athletiktraining geht es hingegen mehr um die Verbesserung der allgemeinen Fitness, um die Entwicklung von Kraft und Schnelligkeit, einer höheren Körperspannung oder eines hohen Kalorienverbrauchs. Für diese Ziele sollte das Training und die Technik anders gestaltet werden.

Methoden und Protokolle zur Entwicklung der allgemeinen aeroben dynamischen Ausdauer

Die allgemeine aerobe dynamische Ausdauer beginnt ab 120 Sekunden dynamischer Dauerbelastung. Je nach Fitnesslevel führen Sie dabei 15 bis 60 Sekunden lange Belastungsphasen der Schwungübungen durch (evtl. inklusive Handwechsel), die von einer doppelt so langen Pause unterbrochen werden (30 bis 120 Sekunden). In den Pausen sollten Sie nicht stehen bleiben, sondern sich unbedingt weiter bewegen. Anfänger können gehen oder die Arme kreisen, Fortgeschrittene sollten tänzeln, joggen oder schattenboxen. 10 bis 20 Minuten Trainingszeit an drei bis vier Tagen in der Woche sind dabei in der Regel ausreichend.

Wenn Sie sich somit eine grundlegende Herz-Kreislauf-Fitness aufgebaut haben, können Sie versuchen, sich bezogen auf die Zeit langsam von 30 bis 60 Sekunden pro Seite bzw. Hand zu verbessern, bis Sie minutenweise bei 10 Minuten (fünf pro Seite) angelangt sind.

Beispiel Clean: Führen Sie also eine Minute lang Cleans mit Ihrem nicht dominanten Arm durch, dann eine Minute lang mit dem stärkeren (1/1 min). Versuchen Sie einen Rhythmus zu finden, mit dem Sie sich langsam auf zwei Minuten pro Seite hocharbeiten können (2/2 min). Zählen Sie z. B. die Anzahl der Wiederholungen pro Minute oder schalten Sie einen Intervalltimer ein, der alle paar Sekunden mit einem Tonsignal die nächste Wiederholung vorgibt.

Dieses Schema wird u. a. in der Vorbereitung für Kettlebellwettkämpfe verwendet, wobei gerne mit einer Belastungsdauer von ein bis drei Minuten pro Arm begonnen wird. Es lässt sich auch beim Swing, Snatch sowie Long und Short Cycle Jerk anwenden. Die Übungen Clean, Snatch und Jerk haben den Vorteil, dass sich in der Rack Position bzw. im Overhead Lockout (Überkopfposition) beim Snatch kleine Verschnaufpausen einbauen lassen. Natürlich werden viele Übungen auch mit zwei Kettlebells durchgeführt.

Girevoy-Sport-Trainingsmethodik (GS-Style-Training)

Bei Kettlebell-Wettkämpfen ist die Kraftausdauer gefordert. Es geht allein darum, in einer vorgegebenen Zeit (üblicherweise 10 min) möglichst viele Wiederholungen mit einem vorgegebenen Gewicht zu schaffen.

Die drei Wettkampfübungen sind der Snatch und der Jerk im kurzen und langen Zyklus (bei letzterem wird vor jedem Jerk ein Clean durchgeführt).

GS-Training ist zeitbasiert aufgebaut. Dabei muss man sich die Wiederholungsfrequenz entsprechend einteilen. Je nach Fitnesslevel wird meist mit einer Belastungszeit von 1 bis 3 Minuten pro Arm begonnen.

PRAXIS

Allgemeine Richtlinien für Wiederholungszahlen:

Clean

- **Einsteiger: 8–10 (12) Wdh./min**
- **Fortgeschrittene u. Könner: 24–30 Wdh./min**

Jerk

- **Einsteiger: 6–8 Wdh./min**
- **Könner: 20–24 Wdh./min**

Snatch

- **Einsteiger: wenigstens 12 Wdh./min**
- **Könner: mindestens 20 Wdh./min**

Double Clean

- **Guter Einstieg: 6 Wdh./min**

Double Press

- **Guter Einstieg: 6 Wdh./min**

Double Push Press

- **Guter Einstieg: 8 Wdh./min**

Double Jerk

- **Guter Einstieg: 6 (–10) Wdh./min**

Das Ziel ist dabei stets, sich langsam bis auf 5 Minuten (= 10 min Gesamtzeit) pro Arm zu steigern. Wer dies durchhält, bleibt bei 5 Minuten pro Arm und steigert dann langsam die Wiederholungsfrequenz. Lässt sich diese nicht mehr steigern, kann man mit einer schwereren Kettlebell wieder von vorne beginnen.

Es bietet sich an, eine Uhr mit Sekundenanzeige zu verwenden, oder besser noch einen Intervalltimer, der alle paar Sekunden einen Signalton für die nächste Wiederholung vorgibt.

Besonders wichtig ist hier das Pacing, also das ökonomische Einteilen der Wiederholungsfrequenz oder Schlagzahl.

Methoden und Protokolle für den explosiveren Fitness- und Athletikbereich und Personen, die gerne mit intensiven Intervallen arbeiten oder ihre Körperzusammensetzung verbessern wollen

Training auf Zeit / Zeitintervalle (Timed Sets)

Hierbei führen Sie mehrere Sätze, Durchgänge oder Runden von 1 bis 6 Übungen durch, wobei die Dauer der Belastungs- und Pausenzeit vorgegeben ist. Als Beispiel kann hier die Zirkeltrainingsform genannt werden. Beispielintervallmöglichkeiten: 15/30 s, 20/40 s, 30/30 s, 40/20 s (Belastung/Pause).

Beispiel 1: 10 Minuten Swings oder Snatches mit verschiedenen Progressionsstufen

Dieses Programm kann als Finisher nach dem Training oder als separates Training eingebaut werden. Einsteiger beginnen mit einem leichten Gewicht (Männer: 12 kg, Frauen: 8 kg) und mit 20 Sekunden Belastung und 40 Sekunden Pause. Das heißt 20 Sekunden lang wird geschwungen, danach folgt 40 Sekunden lang eine aktive Bewegungspause. Dieses einminütige Intervall wird noch 9 mal wiederholt, so dass die gesamte Übung 10 Minuten lang dauert.

Sollte das noch zu anstrengend sein, kann die Trainingszeit zunächst auf 5 Minuten verkürzt werden, dann jede Einheit um 1 Minute steigern, bis auf 10 Minuten. Alternativ kann die Relation von Belastungs- zu Erholungszeit noch weiter entschärft werden, z. B. 10–15 Sekunden Swings, 30–45 Sekunden Pause.

- Trainingshäufigkeit: 3–4 x/Woche
- Nach 1–2 Wochen Intensität erhöhen: 30 s Swings, 30 s Pause (10 min lang)
- Nach 1–2 weiteren Wochen Intensität erhöhen: 40 s Swings, 20 s Pause (10 min lang). Als Regression könnte man z. B. 5 min lang mit 40/20 s Belastung arbeiten und die letzten 5 min auf 30/30 s wechseln.
- Nach 1–2 weiteren Wochen Intensität erhöhen: wieder mit 20 s Swings, 40 s Pause beginnen (10 min lang), aber das Gewicht um 4 kg erhöhen.
- Nach 1–2 weiteren Wochen wie bisher steigern.

Beispiel 2: 15 min lang High Speed Swings oder Snatches

15 Minuten lang normale oder High Speed Swings oder Snatches in 15/15s-Intervallen durchführen (High Speed Swings: mindestens 12 Swings in 15 Sekunden, dann 15 Sekunden Pause; High Speed Snatches: 7 bis 9 Snatches in 15 Sekunden, dann 15 Sekunden Pause, Achtung: nur für Könner mit exzellenter Technik!).

Zeitintervalle lassen sich auch wie folgt strukturieren:

Gleiche Zeit:

Arbeits- und Pausenzeiten bleiben gleich (1:1; z. B. 30 s Squats, 30 s Pause)

Zeitleiter (sehr anspruchsvoll):

Die Arbeitszeit verlängert sich, während die Pausenzeit konstant bleibt (1:1, 2:1, 3:1; z. B. 15 s Squats, 15 s Pause, 30 s Squats, 15 s Pause, 45 s Squats, 15 s Pause; Variante: mit 30 s Pause bis hoch zu 1 min Arbeitszeit)

Bewegungsleiter (Stapeln, Stacking):

Mit der steigenden Anzahl an Sätzen steigt auch die Anzahl an Übungen (z. B. 30 s Snatches mit Handwechsel bei Halbzeit, 30 s Pause, 30 s Snatches, 30 s Liegestütze, 30 s Pause, 30 s Snatches, 30 s Liegestütze, 30 s beidhändige Swings)

Die technisch anspruchsvollste Übung sollte dabei immer zuerst ausgeführt werden.

Kombinationsleiter (äußerst intensiv):

Bei der Kombinationsleiter wird zunächst die Bewegungsleiter durchgeführt, bis man die gewünschte Anzahl an Übungen erreicht hat. Sobald dies der Fall ist, wird die Arbeitszeit der gesamten Übungen erhöht (z. B. 30 s Snatches mit Handwechsel bei Halbzeit, 30 s Pause, 30 s Snatches, 30 s Liegestütze, 30 s Pause, 30 s Snatches, 30 s Liegestütze, 30 s beidhändige Swings, 30 s Pause, dann 45 s Snatches mit Handwechsel bei Halbzeit, 45 s Liegestütze, 45 s beidhändige Swings).

Dichtetraining 1

Hier geht es darum, eine bestimmte Wiederholungszahl in immer kürzerer Zeit zu schaffen.

Beispiel:

Machen Sie 100 Kettlebell-Snatches und stoppen Sie, wie viel Zeit Sie dafür benötigen. Versuchen Sie in den zukünftigen Trainingseinheiten die 100 Snatches in immer kürzerer Zeit zu absolvieren.

Dichtetraining 2

Hierbei geht es darum, in einer bestimmten Zeit immer mehr Wiederholungen zu schaffen. Beim Dichtetraining 1 war die Wiederholungszahl vorgegeben, nun wird die Zeit vorgegeben, z. B. 10 bis 20 Minuten, in der Sie immer mehr Arbeit verrichten, also mehr Wiederholungen schaffen sollen.

Beispiel 1:

Führen Sie 10 bis 12 Minuten lang so viele Swings oder Snatches wie möglich durch, merken Sie sich die Wiederholungszahl und versuchen sie, in jeder weiteren Einheit mindestens eine Wiederholung mehr zu schaffen als in der vorherigen.

Beispiel 2: 5 Minuten Swings mit steigendem Gewicht durchführen

Erfahrungen haben gezeigt, dass es für die grundlegende Entwicklung der Ausdauer der meisten Menschen genügt, wenn sie pro Trainingseinheit 100 Kettlebell-Swings durchführen. Ein bekanntes Trainingsschema sieht wie folgt aus: 10 beidhändige Swings in 15 Sekunden mit 15 Sekunden Pause durchführen, und das 5 Minuten lang. Versuchen Sie dabei im Laufe der Wochen und Monate, das verwendete Gewicht langsam, aber kontinuierlich zu steigern.

Beispiel 3: Die Zufallsmethode / Würfelmethode

Hierbei nehmen Sie ein Würfelpaar und würfeln Ihre Zeit für das heutige Ausdauertraining aus, wobei jede Würfelzahl für eine Minute steht. Das Ergebnis bestimmt also, ob Sie heute 2 oder 12 Minuten lang Swings, Snatches o. Ä. durchführen werden. Diese Methode eignet sich recht gut als abwechslungsreicher »Finisher« nach einem Krafttraining. Je nachdem, ob heute ein leichteres, mittleres oder schweres Training auf dem Programm steht, steuern Sie die Belastung wie folgt:

LEICHTER TAG	**Swings oder Snatches mit 50–60% Ihrer maximal möglichen Wiederholungszahl in der gewürfelten Zeit**
MITTLERER TAG	**Swings oder Snatches mit 70–80% Ihrer maximal möglichen Wiederholungszahl in der gewürfelten Zeit**
SCHWERER TAG	**Swings oder Snatches mit 100%, also so viele Wiederholungen, wie Sie in der gewürfelten Zeit schaffen**

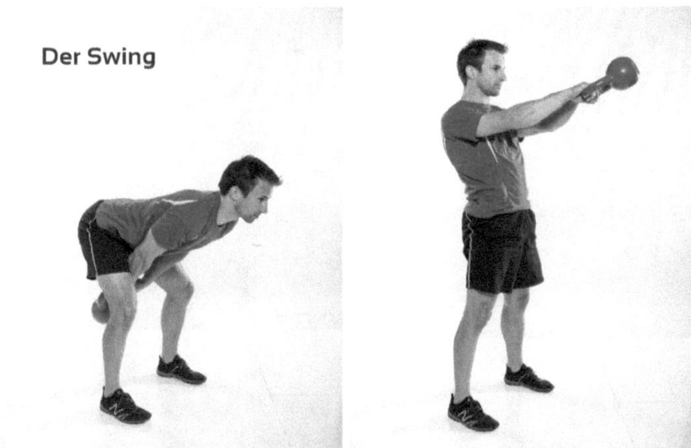

Der Swing

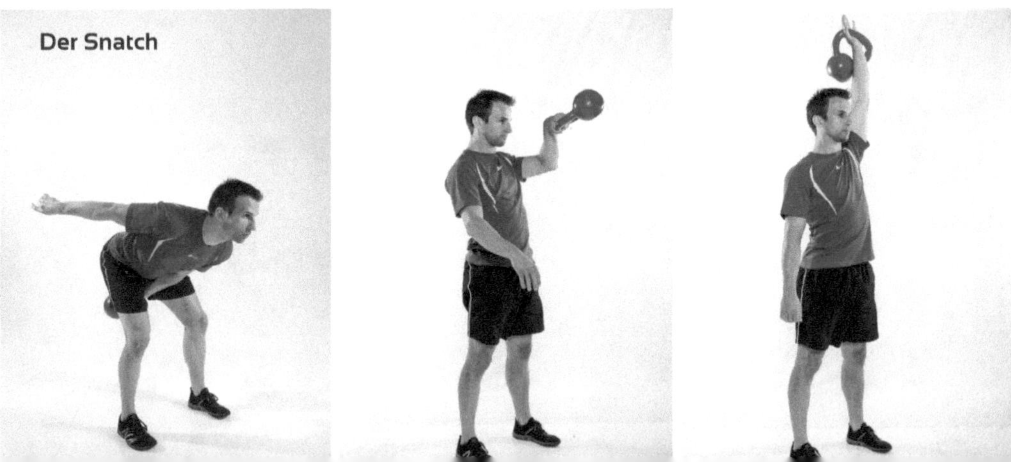

Der Snatch

Escalating Density Training (EDT)

Beim Escalating Density Training (einer Form des Dichtetrainings) werden zwei nicht miteinander konkurrierende (Kraft-) Übungen abwechselnd 10 bis 15 Minuten lang mit jeweils 5 bis 8 Wiederholungen durchgeführt. Das Gewicht bzw. der Schwierigkeitsgrad der Übungen sollte so gewählt sein, dass damit nur etwa 10 bis 12 Wiederholungen möglich wären. Diese Trainingsmethode stellt eine exzellente Kombination aus kraft- und ausdaueraufbauendem Training dar. Beispiele: Überkopfdrücken und Klimmzüge oder Kreuzheben und Liegestütze.

Beispiel: Escalating Density Training mit Kettlebell-Snatches

Bei dieser Variante des EDTs werden jeweils 5 Snatches pro Hand durchgeführt, wobei die Hand bei jedem Durchgang gewechselt wird. Die Pausen sind so lange wie nötig und so kurz wie möglich zu gestalten. Wählen Sie zu Beginn wenigstens 20 Sekunden, denn dieses Schema ist 15 Minuten lang durchzuhalten. Männer sollten grob 12 bis 24 Kilogramm verwenden, Frauen 8 bis 16 Kilogramm. Wenn das nicht ausreichend fordern sollte, ist das verwendete Gewicht zu erhöhen.

Als Variante können Sie auch einhändige Swings mit einem hohen Gewicht durchführen.

Kombination aus ballistischer Übung und einer anderen Ausdauerübung

Dies ist eine Variante von Sätzen auf Zeit, wobei Swings, Cleans, Snatches, Jerks oder die Übung Push Press mit anderen Ausdauerübungen kombiniert werden. Die sicherste Schwungübung ist für die meisten Menschen der Kettlebell-Swing, der die Ausdauer sehr effektiv verbessern kann. Er lässt sich auch mit vielen anderen Übungen kombi-

Einhand-Swing und Hampelmann

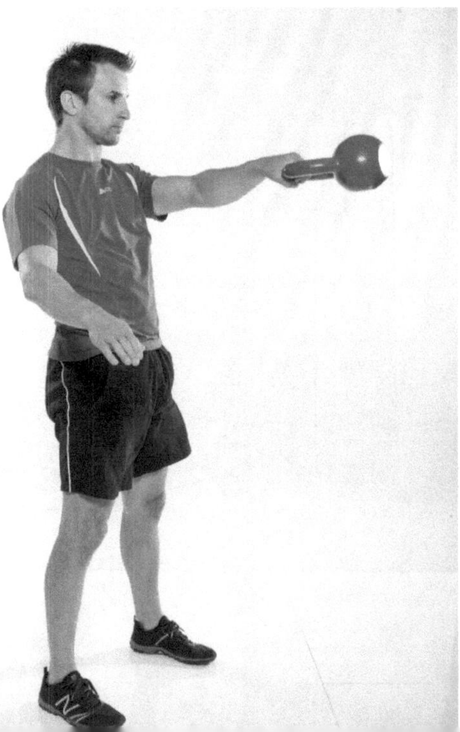

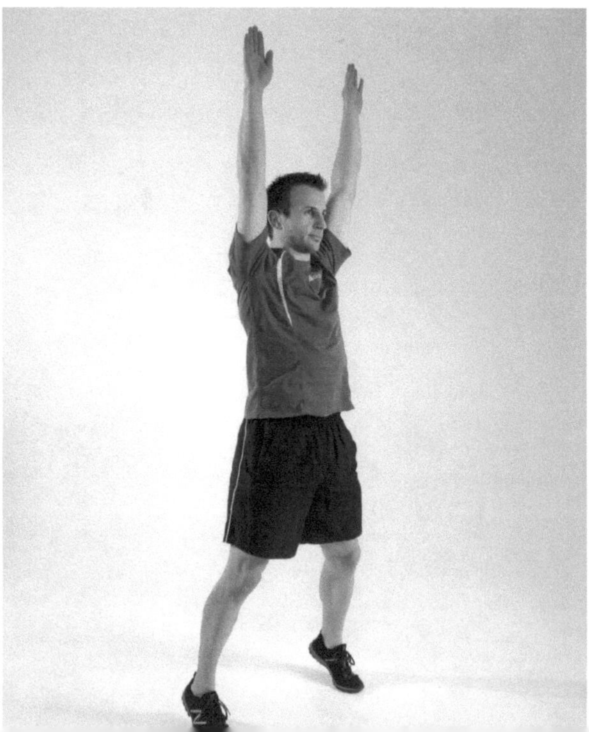

nieren und z. B. in Intervallbelastungen von 15/45 s, 20/40 s, 30/30 s oder gar 40/20 s (jeweils Belastungszeit/Pausenzeit) durchführen.

Beispiele:

Geeignete Kombinationen sind z. B. Swings & Krabbeln, Swings & Seilwellen, Swings & Burpees, Swings & Hampelmannvarianten, Swings & Seilspringen oder Swings & Sprints.

Countdowns

Countdowns stellen eine weitere methodische Möglichkeit dar, um eine ballistische Übung mit einer anderen Ausdauerübung zu kombinieren.

Beispiel 1: Swing-Burpee-Countdown

Bei Swing-Burpee-Countdowns führen Sie abwechselnd Swings und Burpees mit folgendem Wiederholungsschema durch: 12/10, 11/8, 10/6, 9/4, 8/2 oder jeweils 15, ..., 1 Wiederholungen. Stoppen Sie die dafür benötigte Zeit und versuchen Sie diese in den weiteren Trainingseinheiten immer weiter zu unterbieten.

Beispiel 1: »Lungenputzer-Workout«

Beim Lungenputzer-Workout wechseln sich Snatches mit Burpees ab. Es beginnt mit 12 Snatches pro Seite mit 16 kg, gefolgt von 12 Burpees mit Liegestütz und Sprung usw., bis jeweils nur noch eine Wiederholung durchgeführt wird. Als einfachere Variante können Sie die Snatches zunächst auch mit Cleans oder einhändigen Swings ersetzen. Stoppen Sie die dafür benötigte Zeit und versuchen Sie diese in den weiteren Trainingseinheiten immer weiter zu unterbieten.

Kombination aus ballistischer Übung und Kraftübung

Sie können als Kraftausdauertraining auch eine ballistische Übung mit einer Kraftübung kombinieren.

Beispiel:

5 einhändige Swings pro Arm, gefolgt von 5 Goblet Squats (Front Squats). Führen Sie davon mehrere Runden oder je 10 Wiederholungen durch. Als weitere Variante können Sie dabei auch unterschiedlich schwere Kettlebells verwenden. Auch hier ist das Zirkeltrainingsprinzip möglich.

Übungskomplexe und -ketten

Bei Übungskomplexen und Übungsketten werden jeweils 2 bis 8 Übungen ohne Pause hintereinander durchgeführt, mit jeweils etwa 3 bis 10 Wiederholungen.

Beispiele für Übungskomplexe mit spannungsbetonten Kraftübungen finden Sie im Kapitel »Übungskomplexe und Übungsketten«.

Wiederholungsleitern

Wiederholungsleitern bieten sich besonders bei kraftbetonten Übungen an, um die Ausdauer zu verbessern. Der Vorteil ist, dass dabei eine Periodisierung von leicht zu schwer und zurück innerhalb jeder Trainingseinheit eingebaut ist.

Beispiele:

Die Kombinationsübung Clean und Push Press sowie die technisch wesentlich anspruchsvollere Variante Clean und Jerk sind neben dem Kettlebell-Snatch dafür bekannt, die Kraftausdauer enorm zu verbessern, vor allem, wenn sie mit zwei

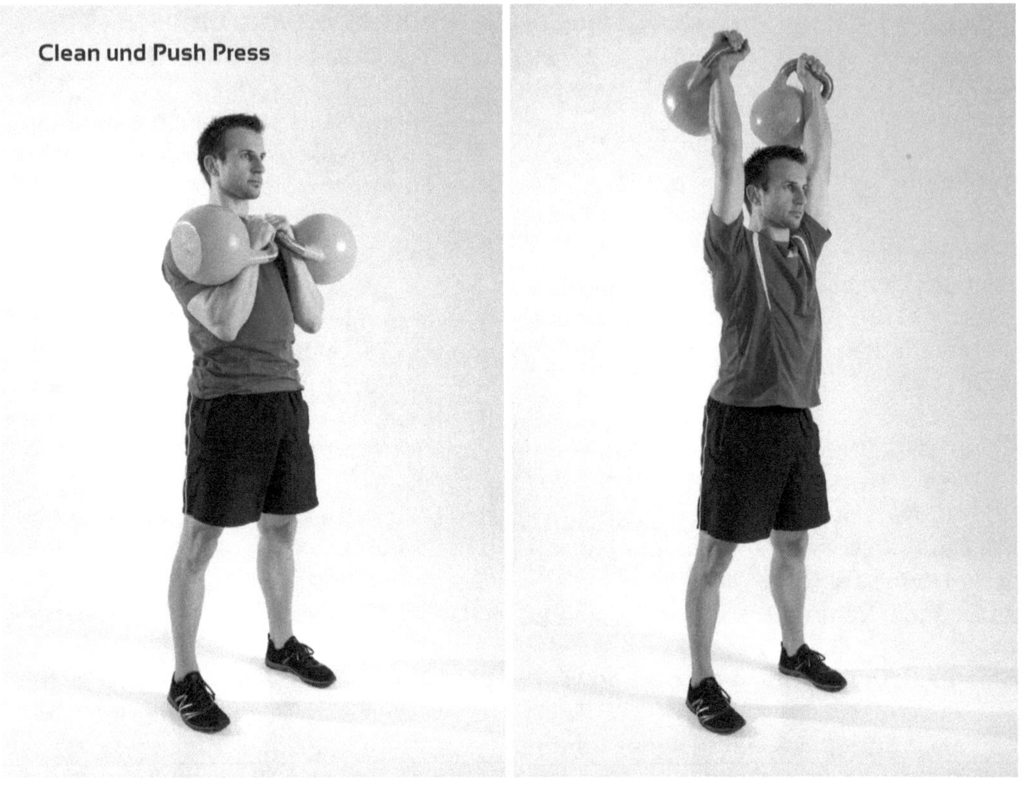
Clean und Push Press

Kettlebells durchgeführt werden. Je nach Leistungslevel können hierbei mehrere Trainingsleitern mit 2–4–6–8 bis hin zu 10 Wiederholungen in mehreren Durchgängen ausgeführt werden.

Atemleitern

Atemleitern sind eine im Trainingsbereich relativ unbekannte, aber sehr effektive Methode, um die Ausdauer zu verbessern, vor allem, wenn man nicht laufen, Rad fahren, schwimmen oder rudern möchte. Dabei wird die Pause durch die Anzahl der Atemzüge gesteuert, wobei sich wiederum die Atemzüge nach der Anzahl der jeweiligen Übungswiederholungen richtet.

Mithilfe von Atemleitern kann man dem Körper beibringen, sich bei der Regeneration stark auf den besonders wichtigen Faktor der Atmung zu konzentrieren und auch unter starkem (körperlichen) Stress ruhig zu bleiben. Dies bewirkt, dass man sich nach intensiver Anstrengung recht schnell wieder erholen kann, da man über die Atmung gut das parasympathische Nervensystem aktivieren kann, welches u. a. für Regenerationsprozesse zuständig ist. Wenn man die Pausenlänge über die Atmung steuert, verbessert sich die Sauerstoffaufnahme der Gewebe und die Atemeffizienz steigt.

Während des gesamten Trainings sollte dabei ausschließlich durch die Nase in den Bauch eingeatmet werden. Ausatmen können Sie durch die Nase oder den Mund. Sollten Sie über die Nase nicht mehr genügend Luft bekommen, ist das Training zu beenden oder eine Pause einzulegen, bis die Nasenatmung wieder ausreicht.

Alles andere erhöht den Stresszustand des Körpers unnötig, ist ungesund und limitiert die Leistungsfähigkeit. Die Bauchatmung lässt sich leicht trainieren. Beim Einatmen in Rückenlage oder im Sitzen soll sich der der Bauch heben und beim Ausatmen wieder senken. Bewegt sich hingegen eher der Brustkorb, dann hat sich der Körper auf eine ungesunde Brustatmung eingestellt, die sich jedoch mit etwas Übung relativ schnell wieder beheben lässt. Dazu ist zu empfehlen, täglich fünf bis zehn Minuten lang bewusst die Bauchatmung zu üben, was nebenbei eine sehr effektive Entspannungsmethode darstellt.

Es gibt verschiedene Varianten, eine Atemleiter mit Kettlebells zu absolvieren. Zu den bekanntesten gehört die Swing-Atemleiter. Hierbei werden einhändige Swings durchgeführt. Während der Swings wird die Luft angehalten. Atmen ist nur in den Pausen zwischen den Swings erlaubt.

TIPP

Je langsamer oder ruhiger Sie atmen, desto länger ist Ihre Pause.

PRAXIS

Atemleiter mit einhändigen Swings:

1 einhändiger Swing pro Arm – anschließend 1 Atemzug zur Erholung
2 einhändige Swings pro Arm – anschließend 2 Atemzüge zur Erholung
3 einhändige Swings pro Arm – anschließend 3 Atemzüge zur Erholung
4 einhändige Swings pro Arm – anschließend 4 Atemzüge zur Erholung
5 einhändige Swings pro Arm – anschließend 5 Atemzüge zur Erholung
6 einhändige Swings pro Arm – anschließend 6 Atemzüge zur Erholung
7 einhändige Swings pro Arm – anschließend 7 Atemzüge zur Erholung
8 einhändige Swings pro Arm – anschließend 8 Atemzüge zur Erholung
9 einhändige Swings pro Arm – anschließend 9 Atemzüge zur Erholung
10 einhändige Swings pro Arm – anschließend 10 Atemzüge zur Erholung

Wenn das gut geht, dann bleiben Sie ab 8 Wiederholungen pro Hand bei 8 Atemzügen zur Erholung, bis Sie bei 10/10 Wiederholungen angekommen sind (immer noch nur 8 Atemzüge zur Erholung durchführen).

Wenn das gut geht, dann bleiben Sie ab 6 Wiederholungen pro Hand bei 6 Atemzügen zur Erholung, bis Sie bei 10/10 Wiederholungen angekommen sind (immer noch nur 6 Atemzüge zur Erholung durchführen).

Wenn das gut geht, dann bleiben Sie ab 5 Wiederholungen pro Hand bei 5 Atemzügen zur Erholung, bis Sie bei 10/10 Wiederholungen angekommen sind (immer noch nur 5 Atemzüge zur Erholung durchführen).

Wenn das gut geht, dann können Sie mit einer schwereren Kettlebell wieder von vorne beginnen.

Varianten:

Das Verhältnis von der Belastungs- zur Pausenzeit lässt sich dem Fitnessstand anpassen. So können Einsteiger z. B. auch mit einem Verhältnis von 1:2 beginnen, also zwei Atemzüge nach einem Swing pro Arm machen, bevor sie zur nächsten Leitersprosse übergehen, usw. Falls nötig, wäre auch ein 1:3-Verhältnis möglich. Sehr Fortgeschrittene könnten das Verhältnis auch auf 2:1 oder gar 3:1 verändern.

Atemleitern lassen sich natürlich auch mit anderen Ganzkörperübungen durchführen, wie z. B. Clean, Snatch, beidhändige Swings, Goblet Squat oder Thruster (eine Kniebeuge-Push Press-Kombination, auch Long Push Press genannt)

Weitere Beispiele für Varianten beim Aufbau der Atemleitern sind:

- 1–15 Wiederholungen
- 1–20 Wiederholungen
- 1–10–1 Wiederholungen (auf- und absteigende Pyramide/Leiter)
- 1–20–1 Wiederholungen (auf- und absteigende Pyramide/Leiter)

Natürlich gibt es noch viele weitere Methoden und Trainingsprotokolle, durch die man mit Hilfe von Kettlebells sehr effektiv seine Ausdauer verbessern kann. Einige davon werden in den nächsten Kapiteln vorgestellt.

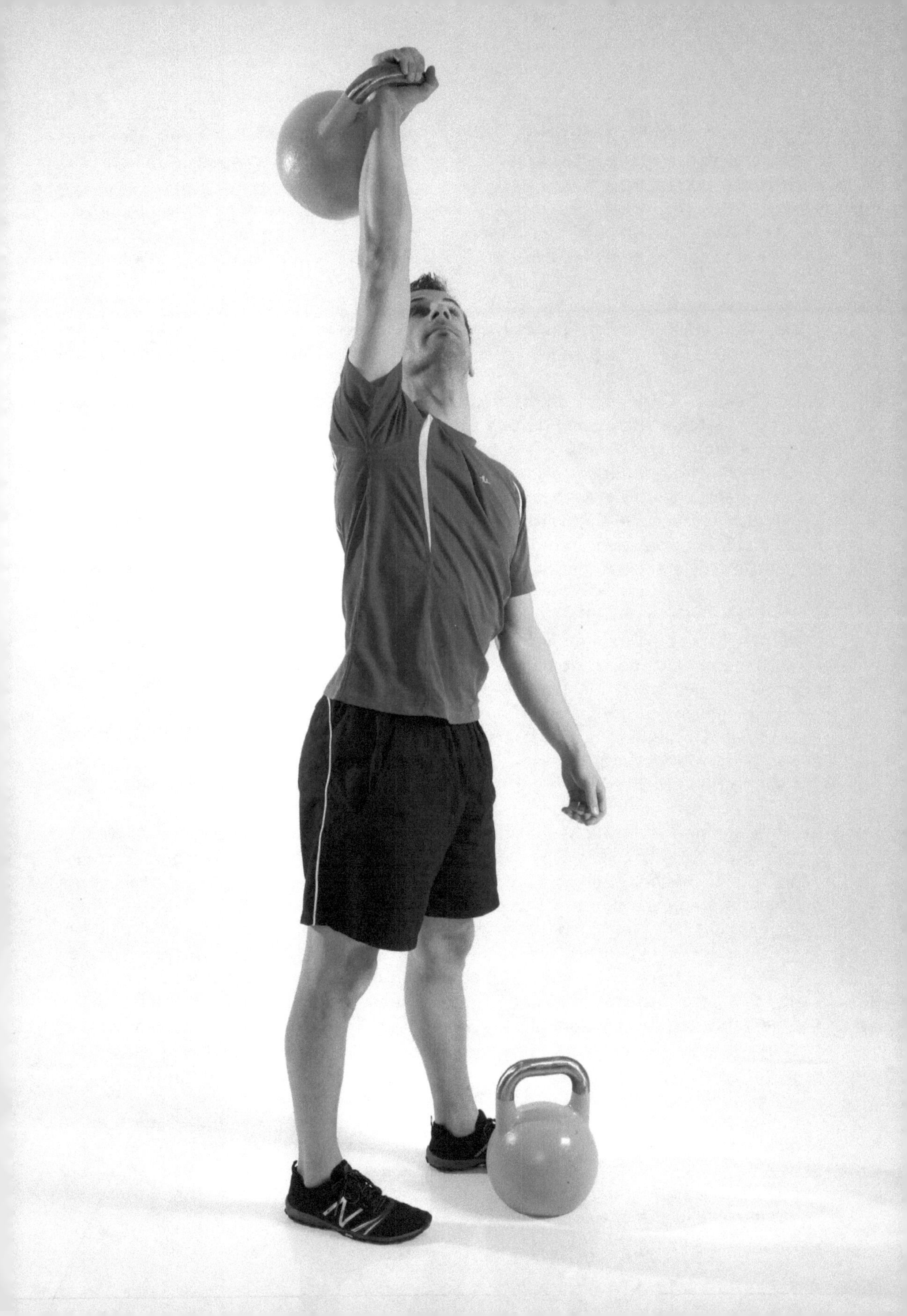

Unterschiede im Training mit der Wettkampf- und der Fitness-Kettlebell

Dieser Text erschien zuerst als Interview im *Functional Training Magazin*.

Was sind die Unterschiede zwischen den Wettkampf- und den Fitness-Kettlebells?

Die beiden Kettlebells unterscheiden sich im Material und in der Form, es sind zwei verschiedene Arten. Die Fitness-Kettlebell wird aus Eisen gegossen und mit zunehmendem Gewicht wird der Kugelkörper größer. Der Griff wird ebenfalls bis zu einem gewissen Grad dicker. Das heißt, je schwerer die Kugel, desto größer ist sie.

Bei den Wettkampf- oder Competition-Kettlebells ist die Größe mehr oder weniger genormt. Das heißt, sie haben einen großen Kugelkörper aus Stahl. Die Gewichte sind gleich groß, werden nur unterschiedlich gefüllt. Sie haben also die gleichen Abmessungen, aber unterschiedliche Gewichte.

Der Abstand vom Griff zum Kugelkörper ist geringer, der Griff liegt also enger am Körper bzw. am Arm. Das bedeutet, die Kugel wackelt bei schwungvollen Übungen weniger am Arm, was u. a. Energie einspart. Der Wettkampf ist ja so gestaltet, dass man ein bis zwei der folgenden Übungen durchführt: Snatch (Reißen), Jerk (Stoßen) oder Long Cycle Clean and Jerk (langer Zyklus vom Stoßen).

Unterscheiden sich die Übungsausführungen mit der Wettkampf- oder der Fitness-Kettlebell?

Die Übungsausführung ist in der Regel unterschiedlich, aber das hat wenig mit der Form der Kettlebell zu tun. Der Wettkampf ist Leistungssport. Man kann das grob mit Schwimmen und Turnen vergleichen: Beim Wettkampfschwimmen geht es darum, dass man nur die nötigsten Muskeln anspannt und nicht alles auf einmal. Beim Turnen sollten, vereinfacht ausgedrückt, möglichst viele Muskeln gleichzeitig angespannt werden. Wir haben also quasi Schwimmen und Turnen beim Kettlebell-Training.

Das fitnessorientierte Kettlebell-Training ist eher wie Turnen. Man aktiviert möglichst viel Muskulatur. Es ist eher auf Kraft, Power und Explosivität ausgelegt, also schnellkräftig und spannungsbetont bei den langsamen Kraftübungen. Das wettkampforientierte Kettlebell-Training ist mehr ein (Kraft-)Ausdauer-Training. Da muss man möglichst lange durchhalten. Die Technik ist also so, dass man möglichst viel mit Schwung und möglichst wenig aus Muskelkraft heraus arbeitet und immer nur so viel Kraft wie nötig einsetzt, um Energie zu sparen. Man versucht, sich innerhalb der 10 Minuten so viel wie möglich zu entspannen, damit man die Zeit gut durchhält

Es lässt sich auch mit dem Laufen vergleichen: Wenn man Stoßen und Reißen im Fitness- und Wettkampfbereich vergleicht, wäre das ungefähr so, als wenn man den 200-Meter-Sprint mit einem Halbmarathon vergleicht. In beiden Fällen wird gelaufen, aber die einen laufen mit maximalem Tempo und die anderen müssen sich die Kraft einteilen. Das ist eigentlich der Hauptunterschied. Man arbeitet bei der Wettkampftechnik eigentlich noch mehr aus dem ganzen Körper heraus und das muss auch sehr gut geschult werden. Beim Erlernen braucht man eine noch höhere Köperbeherrschung, wenn man die Wettkampftechnik macht, als wenn man im Fitness-Bereich trainiert.

Meine Erfahrung ist die, dass man die Körperbeherrschung schneller lernt, wenn man erst den fitness-, spannungsorientierten Stil wählt. Anschließend kann man seine Technik einfacher auf den Wettkampfbereich umstellen. Ich hatte in meinen Seminaren schon mehrere Teilnehmer, die erst die Wettkampftechnik gelernt hatten und dann über Rückenprobleme geklagt haben, weil sie die Lendenwirbelsäule nicht stabilisieren konnten. Das muss nicht so sein, aber die Gefahr ist schon da, weil sie die grundlegenden Körperspannungsmuster nicht gelernt haben. Da sollte man viele Vorübungen machen. Die Fitness-Übungen sind so aufgebaut, dass man Körperspannung und Core-Stablilität mit erlernt und den Rücken stabilisieren kann.

Ist es beim Wettkampf eher wie beim Gewichtheben, dass die Bewegung in Schritten gelernt wird?

Die Bewegung wird grundsätzlich in Schritten gelernt, aber man benötigt vorher schon eine sehr gute Köperbeherrschung, damit man den ganzen Körper wirklich einbezieht und nicht einzelne Teile überlastet.

Beim Schwingen oder Reißen mit der Fitness-Kettlebell wird sehr darauf geachtet, dass die Schulter nach unten gezogen wird und dass der Rumpf stark angespannt ist. Man arbeitet noch viel über die Gesäßspannung sowie die explosive Hüftstreckung. Bei der Wettkampftechnik macht man mehr aus dem Rücken heraus, es ist alles viel lockerer, so dass die Kugel aus dem ganzen Körper heraus nach oben geschwungen wird. Da achten viele nicht unbedingt auf die Körperspannung oder wie die Schulter funktioniert. Das wird zwar vorausgesetzt, aber man muss darauf achten und auf jeden Fall einen Trainer haben, der einem diese Techniken beibringt. Auch die Atemmuster sind bei beiden Stilen komplett gegensätzlich. Während beim Wettkampftraining im Moment der höchsten Spannung eingeatmet wird, ist es beim spannungsorientierten Stil genau umgekehrt.

Macht der geringere Abstand zwischen Griff und Kugelkörper beim Swing oder Clean einen Unterschied in der Ausführung?

Man hat ja beim Snatch und beim Jerk, also beim Stoßen und Reißen, im Wettkampf sehr hohe Wiederholungszahlen. Um da möglichst energiesparend über die zehn Minuten zu kommen, müssen die Bewegungen sehr präzise und immer wieder die gleichen sein. Auch möglichst im gleichen Tempo. Wenn man zum Vergleich einen Halbmarathon oder einen Marathon nimmt, dann ist es ähnlich, denn da läuft man ebenfalls mehr oder weniger im gleichen Tempo. Man macht keine Sprints zwischendurch. Je enger die Kettlebell am Arm liegt, desto weniger kann sie beim Weg nach oben am Handgelenk wackeln. Das würde zu unnötigen Kraftverlusten führen. Je enger die Kugel anliegt und je weniger sie sich bewegt, desto besser kann man sie hochführen. Das spart Energie und man schafft mehr Wiederholungen.

Kann man also sagen, dass die Fitness-Kettlebell für den Fitnesssportler besser ist, weil sie mehr Ausgleichsbewegungen fordert und den Körper insgesamt mehr fordert?

Das muss nicht unbedingt sein. Es ist eher Geschmackssache. Ich kann nicht sagen, dass die eine oder andere besser ist. Es hängt von der Sportlerin oder dem Sportler ab, was als komfortabler empfunden wird. Die Vorteile bei der Fitness-Kugel liegen ganz klar darin, dass die Grifföffnung größer ist und der Griff breiter. Beim Fitness-Training mit der Kettlebell wird vor allem der beidhändige Swing gemacht und der lässt sich besser mit der Fitness-Kettlebell ausführen. Beim Wettkampftraining gibt es kein beidhändiges Greifen, da wird alles nur einhändig gemacht. Deswegen ist der Griff entsprechend schmaler. Der Griff eignet sich besser für einhändige Übungen, aber nicht so gut für beidhändige Schwünge, wo in diesem Fall je nach Handgröße ein paar Finger außerhalb des Griffs gehalten werden müssen.

Die Wettkampf-Kettlebells sind in der Größe genormt. Bringt das für das Training bzw. die Technik einen Vorteil?

Es hat den Vorteil, wenn die Technik erlernt wird, dass man sich von den Ausmaßen der Kugel nicht umstellen muss. Ganz gleich, welches Gewicht man hat, sie liegt immer genau gleich am Körper an. Die Fitnesskugeln liegen aufgrund der unterschiedlichen Größen immer anders an. Da muss man sich dann etwas umstellen.

Ein weiterer Vorteil von Wettkampf-Kettlebells ist, dass diese alle eine große Bodenfläche haben. Das bedeutet, dass man sie sehr standfest abstellen und dann z. B. Liegestütze darauf machen kann. Bei den Fitness-Kettlebells geht das erst ab einer gewissen Größe, weil sie sonst leichter umkippen.

Man kann den Swing eher wettkampforientiert durchführen (da wird er als Vorbereitung genommen) oder eher fitnessorientiert. Hier stellt sich die Frage, welche Variante die bessere ist. Das lässt sich so pauschal nicht sagen, denn es kommt immer auf das Trainingsziel an.

Wenn man eher die Langzeitausdauer trainieren, also z. B. ein paar Minuten Schwungübungen machen will, dann bietet es sich an, kraftsparender zu arbeiten und die entspanntere Wettkampftechnik (auch »Softstyle« oder »Fluid Style« genannt) anzuwenden. Dabei wird die Atmung anders eingesetzt, und eigentlich ist die ganze Technik anders, weil alles viel entspannter ist. Wenn Sie mit schweren Gewichten arbeiten, mehr auf Power und Explosivität ausgerichtet, dann würde ich eher die spannungsorientierte Variante (»Hardstyle«) wählen. Wenn man ein kurzes, hochintensives Intervalltraining machen will, dann ist die spannungsorientierte Variante wahrscheinlich vorzuziehen.

Bei den Schwungübungen ist dann die Atmung funktionell. Wenn man die Kugel zwischen die Beine nach hinten schwingt, atmet man durch die Nase ein. Oben am Punkt der höchsten Anspannung atmet man wieder aus. Beim Wettkampfswing ist die Atmung biologisch, d. h. man atmet am unteren Punkt aus, wenn der Oberkörper sich zusammenzieht, und am oberen Punkt atmet man ein. Das fühlt sich auch viel entspannter an. Es ist also eine andere Technik.

Kann man da einfach umschalten?

Das Umschalten geht, wenn man die Technik beherrscht. Für Einsteiger, im Athletiktraining und im Reha-Sport würde ich eher die spannungsbetonte Variante wählen. Da habe ich einfach die Erfahrung gemacht, dass das leichter zu erlernen ist. Wer die spannungsbetonte Variante zuerst durchführt, lernt den Körper in allen Bereichen zu stabilisieren und kann dann leichter umschalten auf die andere Technik. Umgekehrt ist das häufig schwieriger.

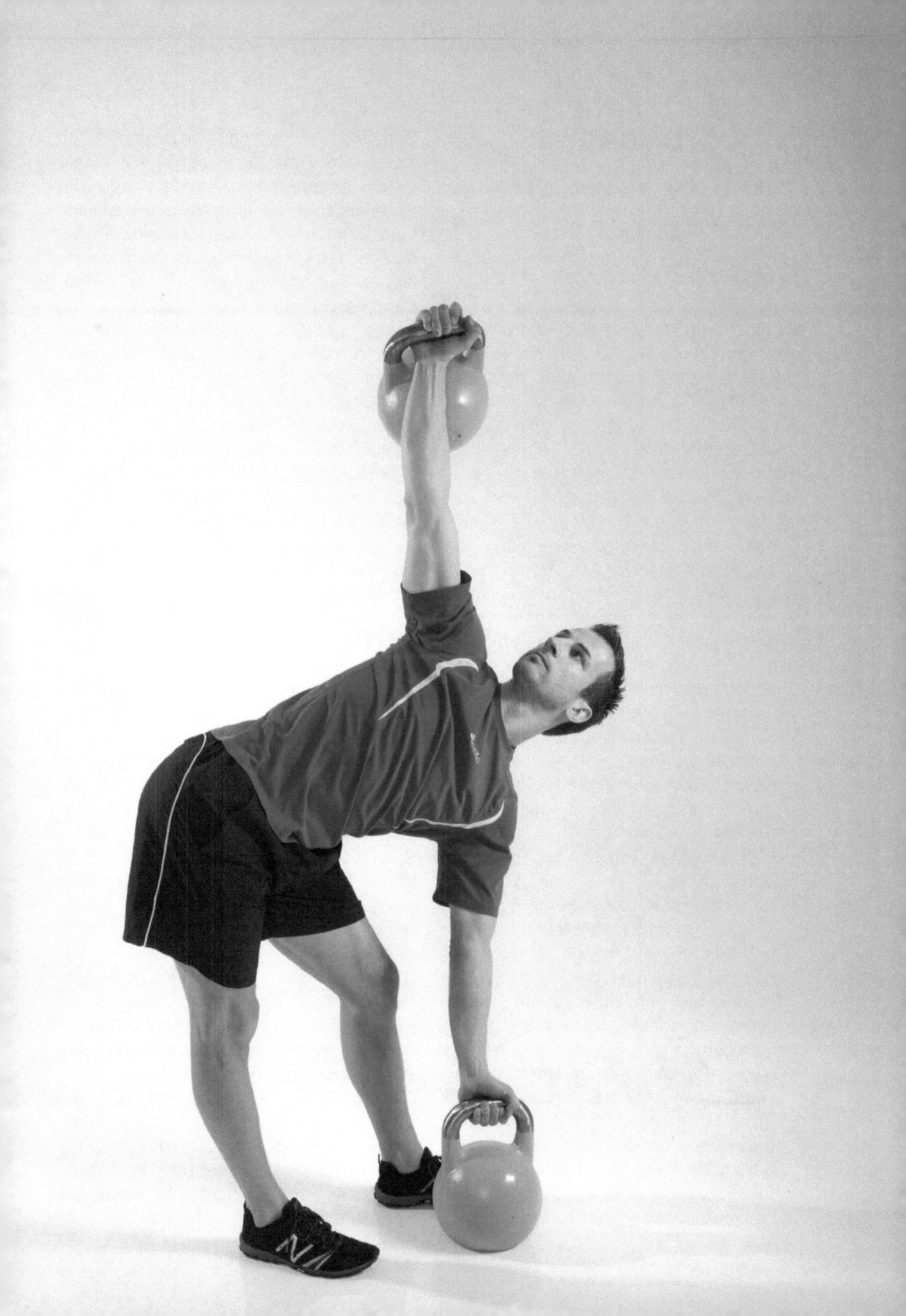

So verbessern Sie Ihre Wiederholungszahlen bei Snatches

Es gibt viele Fitnesstests und Trainingsprogramme mit Kettlebells, die auf der Übung Snatch basieren, weil dies eine komplexe Ganzkörperübung darstellt, die die Kraft, die Ausdauer und das mentale Durchhaltevermögen (die »Zähigkeit«) verbessert. Zu den bekanntesten Tests/Programmen gehören:

- die 10-minütige-Wettkampfdisziplin, bei der durchgehend Snatches durchgeführt werden, wobei nur ein Handwechsel erlaubt und das Absetzen der Kettlebell verboten ist (siehe oben)
- der U.S. Secret Service Snatch-Test: 10 min Snatches mit 24 kg – ein Test, bei dem man ab 200 Wiederholungen als Mann ersten Respekt bekommen soll (siehe unten)
- 5 min Snatches mit 32 kg – so viele Wiederholungen wie möglich durchführen
- 100 Snatches mit 24 kg in 5 min durchführen
- 15/15-Protokoll nach Kenneth Jay: 7–9 Snatches mit mindestens 16 kg in 15 s durchführen, dann 15 s pausieren, dann Handwechsel; das Ganze 80 Sätze lang (40 min) durchführen (Frauen verwenden dabei mindestens 8 kg), siehe unten
- 36/36-Protokoll nach Kenneth Jay: High Speed-Snatches mit mindestens 16 kg in 36 s durchführen, dann 36 s pausieren, dann Handwechsel, das Ganze 35 Sätze lang (42 min); siehe Extrakapitel in diesem Buch (Frauen verwenden dabei mindestens 8 kg)

Wer sich auf solche anspruchsvollen Tests oder Trainingsprogramme vorbereiten möchte, sollte zunächst an einer exzellenten Technik arbeiten, weil sich beim Snatch schon viele aufgrund mangelnder Technik oder schwindender Konzentration durch zunehmende Ermüdung die Schultern verletzt haben.

Kraft und Geschwindigkeit werden bei Kettlebell-Snatches benötigt. Im Training hat es sich bewährt, mit verschiedenen Gewichten zu arbeiten, sowohl mit dem späteren Testgewicht als auch mit schwereren und leichteren Kettlebells.

Als Grundlage sollte der Swing trainiert werden. 10 bis 20 Wiederholungen in mehreren Sätzen mit einem schweren Gewicht sind ein guter Start. Wenn sich die Technik verbessert hat, kann man sich auf einhändige Swings steigern, wobei auch dabei das Gewicht eher schwerer gewählt werden sollte, um die Griffkraft und die Körperstabilität zu verbessern.

Für die Leistungsverbesserung bei Snatches ist im Anschluss zu empfehlen, niedrige Wiederholungszahlen mit einem schwereren Gewicht als das spätere Testgewicht durchzuführen. 3–5 Wiederholungen pro Seite genügen hier, wobei das Leiterprinzip angewendet werden kann. Es werden also Sätze mit 1–2–3(–4–5) Wiederholungen durchgeführt. Bei Ermüdung ist das Training aus Sicherheitsgründen zu beenden, um Überlastungen oder Verletzungen zu vermeiden.

Für mehr Schulter- und Rumpfstabilität hat sich die Übung Push Press (Schwungdrücken) mit einem schweren Gewicht bewährt, ebenfalls mit niedrigen Wiederholungszahlen pro Satz ausgeführt (3 bis 5). Dies verbessert nicht nur die Explosivität und das Halten einer schweren Kettlebell in der Überkopfposition (»Lockout«), sondern erhöht gleichzeitig die bei Snatches erforderliche Kraft und Stabilität im Oberkörper.

Der Snatch

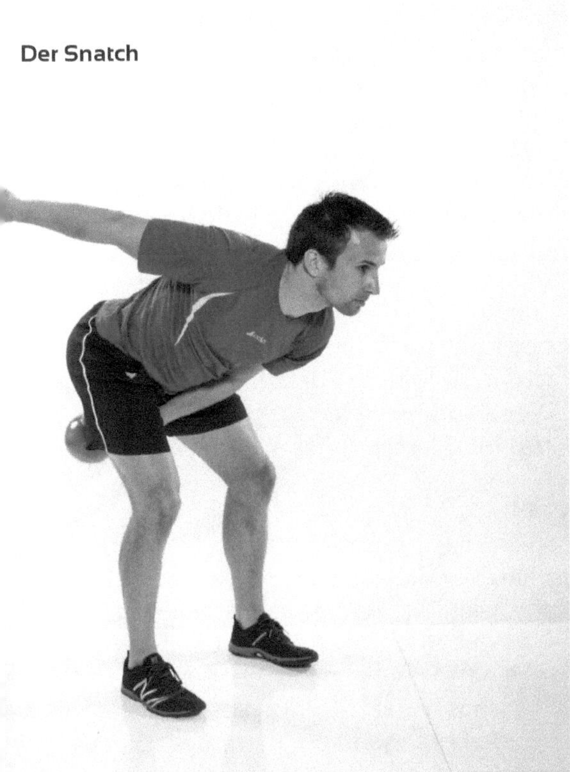

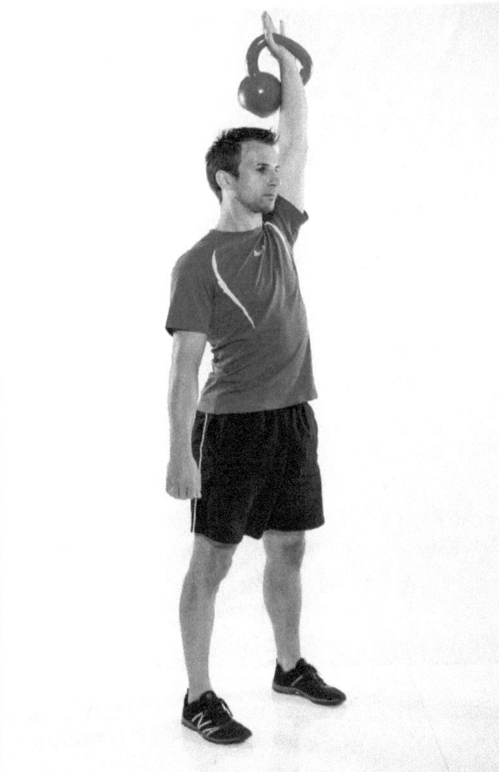

Neben der Verbesserung der explosiven Kraftproduktion und der Griffkraft sollte natürlich auch an der Ausdauer für die längeren Tests gearbeitet werden. Hierzu sind leichtere Kettlebells zu empfehlen (etwa 4 bis 8 Kilogramm leichter als das Testgewicht), mit denen dann bis zu 20 Sätze mit jeweils 5 bis 10 Wiederholungen durchgeführt werden. Die Pausen sollten dabei auf maximal 2 Minuten begrenzt werden.

Da eine gute Technik immer Vorrang vor Wiederholungszahlen oder Gewichten haben sollte, ist das Training aus Sicherheitsgründen zu beenden, sobald erhöhte Ermüdung aufkommt, sich das Tempo verlangsamt oder die Technik nachlässt.

Das spezielle Training zur Erhöhung der Wiederholungszahlen bei Snatchtests wird am besten an zwei bis drei Tagen pro Woche durchgeführt, je nachdem, wie gut die individuelle Erholungsfähigkeit ist und ob daneben noch ein Krafttraining durchgeführt wird. Es ist zu empfehlen, die Einheiten mit den schweren Kettlebells und niedrigem Volumen mit dem hochvolumigen Schnelligkeitstraining mit der leichteren Kettlebell abzuwechseln.

Sollte daneben noch ein Krafttraining stattfinden, so empfiehlt es sich, dies am besten auf ein bis zwei andere Tage pro Woche zu begrenzen oder nach dem Snatch-Training in gekürzter Form durchzuführen. Nach etwa 4 bis 6 Wochen sollte sich die Wiederholungszahl im speziellen Snatch-Test erhöht haben.

Weitere Anregungen oder Trainingsmöglichkeiten zur Erhöhung der Wiederholungszahlen bei Snatch-Tests liefert das nachfolgende Kapitel.

Wie man über 200 Wiederholungen beim U. S. Secret Service Counter Assault Team Snatch-Test schaffen kann

Beim U. S. Secret Service Counter Assault Team Snatch-Test geht es darum, möglichst viele Wiederholungen an Kettlebell-Snatches in 10 Minuten zu absolvieren. Das vorgeschriebene Gewicht für Männer beträgt hierbei 24 Kilogramm, Frauen verwenden 12 Kilogramm.

Die Kettlebell wird einarmig in die Lockout-Position gerissen (»gesnatcht«) und darf bei der Abwärtsbewegung weder die Schulter noch die Brust berühren. Wenn ein Knie oder eine Hand den Boden berührt, zählt diese Wiederholung nicht. Erlaubt sind beliebig viele Handwechsel mit einem oder mehreren Swings dazwischen. Ebenso darf die Kettlebell beliebig oft abgesetzt werden.

Verboten sind außer Kreidepulver jegliche Hilfsmittel wie Gewichthebergürtel, Handgelenksbandagen und sonstiger Handschutz.

Dieser Test überprüft nicht nur die (Kraft-)Ausdauer und die Griffkraft, sondern insbesondere auch die Willensstärke bzw. das mentale Durchhaltevermögen. Laut Pavel Tsatsouline soll man hierbei als Mann ab 200 Wiederholungen in 10 Minuten ersten Respekt bekommen – immerhin. Könner erreichen fast 300 Wiederholungen (siehe Pavel Tsatsouline: *Kettlebell-Training*).

Es gibt viele Herangehensweisen, um für diesen Test zu trainieren. Ich schildere hier lediglich meinen Weg, den ich vor einigen Jahren gegangen bin, wobei dieser natürlich nicht der beste sein muss, sondern nur Anregungen liefern soll.

Eine hohe Grundfitness und eine sichere, perfekte Snatchtechnik setze ich hierbei voraus. Wer sich nicht sicher ist, sollte sich einen Kettlebell-Trainer/Instructor suchen oder an einem unserer Kettlebell-Seminare teilnehmen. Informationen für beide Möglichkeiten gibt es unter *www.kettlebellfitness.de*.

Man könnte das unten beschriebene Training auch zuerst mit 16 Kilogramm beginnen und nach 200 Wiederholungen in 10 Minuten den gleichen Weg mit 24 Kilogramm von vorne beginnen. Sicherheit geht vor!

Teil 1

Snatches habe ich an drei Tagen pro Woche trainiert. Angefangen habe ich mit 20 Wiederholungen (10 links, 10 rechts) in einer Minute, dann 1 Minute Pause. Trainingsdauer 20 Minuten, also 200 Wiederholungen in 20 Minuten. Eigentlich wollte ich jede Woche die Pausenzeit um 10 Sekunden verkürzen, war aber schon so fit, dass ich schneller vorangehen konnte.

Nach einiger Zeit konnte ich die Pausenzeit allerdings nicht mehr um 10 Sekunden kürzen, bin also auf 5 Sekunden zurückgegangen. Dann blieb ich irgendwo zwischen 12:30 und 11:25 Minuten bei 200 Wiederholungen ohne spürbare Fortschritte hängen.

Ich analysierte, dass diese Brachialmethode natürlich irgendwann stagnieren musste, und habe dann nach der GS-Methode (GS = Girevoy Sport) versucht, mich von unten heranzuarbeiten. Das bedeutete ein langsameres Tempo (deutlich unter 20 Wiederholungen pro Minute), dafür kein Absetzen. Ziel: die Minutenzahl ohne Pausen zu erhöhen.

Das konnte ich jedoch damals aufgrund meiner schwachen Griffkraft nicht lange durchhalten. Mein Körper ist mehr für Ausdauerleistungen gemacht und tut sich mit Muskelaufbau schwer. Daher ist mein limitierender Faktor bei sämtlichen Überkopfbewegungen die Griff- und Schulterkraft.

Dann bin ich eher zufällig zwei Wochen lang zwei- bis dreimal mit meinem Hund laufen gegangen, der ziemlich lauffreudig und kräftig war. Besser gesagt ist er also mit mir laufen gegangen ... Gemeint ist ein Tempolauf über 30, meist aber 40 Minuten. Dies hat mir eine deutliche Verbesserung meiner Ausdauer und gewiss auch einiges an Schulterstabilität gebracht (das liebe Tier lief ja nicht an durchhängender Leine, wenn es schon mal laufen durfte ...).

Anschließend bin ich wieder auf die erste Methode umgestiegen (je 10 Snatches links und rechts, bis mich meine mangelnde Griffkraft zu häufigeren Handwechseln und weniger Wiederholungen gezwungen hat) und konnte mich zügig der 200er-Marke nähern. Ich habe jedoch nicht in jedem Training 100 Prozent gegeben, wenn abzusehen war, dass die 200 Wiederholungen noch weit entfernt lagen.

Mein Hauptproblem war wie erwähnt die zu geringe Griff- und Schulterkraft. Meine Vorgehensweise mit der Pausenverkürzung hat hier schon ganz gut geholfen. Um zusätzlich Schulterkraft aufzubauen, habe ich einige Zeit mit Erfolg nach den Snatches (5–6 Minuten Pause) noch 2–3 Sätze (à 3–5 Wiederholungen) Push Press oder Jerks mit einer 32 kg schweren Kettlebell gemacht und diese dabei jeweils 2–3 Sekunden im Lockout über Kopf gehalten.

Für die Griffkraft habe ich parallel nach den Krafttrainingseinheiten an den anderen Tagen (zusätzlich zu den Snatch-Einheiten habe ich 2–3 mal pro Woche Krafttraining durchgeführt) 3 Sätze mit schweren 1-Hand-Swings (32 kg) gemacht und mich dabei von Einheit zu Einheit von knapp 20 Wiederholungen pro Satz auf über 25 Wiederholungen gesteigert, also über 150 Wiederholungen pro Einheit.

Bei der aktiven Regeneration hat mir ein täglicher Spaziergang von ca. 30 Minuten Dauer geholfen. So bin ich schließlich auf über 200 Wiederholungen in 10 Minuten gekommen. Leider war ich in den nachfolgenden Wochen beruflich viel unterwegs und kam nicht dazu, meinen Fitnessstand diesbezüglich zu halten.

Teil 2

Im zweiten Anlauf einige Wochen oder Monate später habe ich mein Training aufgrund meiner Vorerfahrungen wie folgt etwas umgestellt und kam damit nach kurzer Zeit wieder auf den alten Stand, nur dass sich der Test beim zweiten Bestehen nicht mehr ganz so grausam anfühlte.

Die größten Unterschiede waren, dass ich weniger Snatches-Einheiten gemacht habe und nicht bei jeder oder nahezu jeder Einheit 10 Minuten Snatches angestrebt, geschweige denn den Test durchgeführt habe. So war das Training wesentlich abwechslungsreicher, hat mehr Spaß gemacht und Kopf und Körper wurden nicht ständig mit Maximalbelastungen konfrontiert.

Den 10-Minuten-Snatch-Test habe ich nur noch alle ein bis zwei Wochen durchgeführt, was mental viel angenehmer als meine erste Herangehensweise war.

Das Training sah dabei wie folgt aus:

- 3 x pro Woche (Kraft-)Ausdauertraining, 2–3 x pro Woche Krafttraining

Inhalte meiner (Kraft-)Ausdauereinheiten, wobei die Snatches immer mit 24 Kilogramm durchgeführt wurden (jeder Aufzählungspunkt beschreibt den Inhalt einer Einheit in loser Reihenfolge):

- Snatches (mind. 20 pro Minute, wobei ich immer 10 links und 10 rechts ausgeführt habe), bis es kaum noch ging. Nach einer Pause habe ich dann weiter einhändige Swings gemacht (mit Pausen), bis ich auf eine Gesamtzeit von 10–12 min kam.
- Seilspringen: z. B. 3–5 Minuten Aufwärmen, 6 x 30 Sekunden Sprintintervalle mit 90 Sekunden lockerem Springen als aktivem Pausenintervall und 3–5 Minuten Abwärmen
- Snatches mit Pausen, insgesamt 12 Minuten reine Belastungszeit
- 10-Minuten-Snatchtest so lange es ging, anschließend nach ca. 5 Minuten Pause noch ca. 3 Minuten einhändige Swings
- Sehr gute Griff- und Schulterkraft, Kraftausdauer der Rückenmuskeln und allgemeine Zähigkeit haben mir einhändige Swings mit 24 kg gegeben! Ganz abgesehen von der Hüftpower. Ich habe dabei zum Beispiel folgende Intervalle durchgeführt: 3–4 x 2 Minuten (je 20–30 Sekunden pro Hand) mit 2 Minuten Pause dazwischen. Dies habe ich meistens an den Krafttrainingstagen im Anschluss an die Kraftübungen ausgeführt.
- 5–7 Minuten Snatchtest, anschließend 8–15 Minuten Seilspringen mit diversen Intervallen (10–30 Sekunden Belastungszeit)
- Seilspringen: 5 Minuten Aufwärmen, 15 Minuten verschiedene Intervalle, 5 Minuten Abwärmen
- »Tabata-Intervalle«: 20 Sekunden Belastung, 10 Sekunden Pause, 4 Minuten lang mit schweren einhändigen Swings (bei mir 32 kg), dann 1 Minute Pause, anschließend 4 Minuten gleiches Schema mit Springseil
- Lockeres Laufen (45–55 min) aus Freude an der Natur und der frischen Luft. Dies kam aber eher selten vor.

Inhalte meiner Krafteinheiten:

- Klassisches 5-x-5-Training (5 Sätze à ~5 Wdh.) für ziehende, drückende und Beinübungen, anschließend oft noch 10–20 Minuten lang Swings oder Seilspringen (siehe oben)

Regeneration:

- Massage mit dem Foam Roller (Hartschaumrolle), Tennisballmassage, Stretching (vor allem der Hüftmuskeln)
- täglich 30–60 Minuten Spaziergang

TIPP

Ich empfehle, den vollen 10-Minuten-Test nicht häufiger als alle ein bis zwei Wochen durchzuführen. Es sei denn, dass die Leistungsfähigkeit schon derart hoch ist, dass der Test als Bestandteil des regulären Herz-Kreislauftrainings eingebaut werden kann.

Einführung ins High Intensity Snatch Training (VO_2max-Training)

Das High Intensity Snatch Training, auch VO_2max-Training genannt, kann ebenfalls dabei helfen, die Wiederholungszahlen bei Snatch-Tests zu erhöhen, verfolgt aber eigentlich andere Ziele.

Dieses Training von Kenneth Jay ist auch als »Viking Warrior Conditioning« bekannt geworden, weil es uns die Herz-Kreislauf-Leistungsfähigkeit der alten Wikingerkrieger zurückbringen soll. Zunächst ist dafür ein sogenannter Kadenztest durchzuführen, um die spätere Snatch-Geschwindigkeit (Wiederholungen pro Zeiteinheit) zu ermitteln. Männer nehmen hierzu in der Regel eine 16 Kilogramm schwere Kettlebell und Frauen 2 Kilogramm. Der Test dauert 5 Minuten am Stück, wobei nach jeder Minute die Hand gewechselt wird. Jede Snatch-Wiederholung muss sauber durchgeführt werden und einen korrekten Overhead Lockout (Überkopfposition) aufweisen. Dieses Training erfordert also schon eine sehr fortgeschrittene Fitness und Technik.

Schema:

1. min: alle 6 s 1 Snatch
2. min: 2 Snatches in 9 s
3. min: 2 Snatches in 7 s
4. min: 2 Snatches in 5 s
5. min: so viele Snatches wie möglich (hier unbedingt die Anzahl merken!)

Wer 24 oder weniger Wiederholungen geschafft hat, sollte den Test mit einer 4 Kilogramm leichteren Kettlebell wiederholen. Wer 40 oder mehr Wiederholungen geschafft hat, sollte den Test mit einer 4 Kilogramm schwereren Kettlebell wiederholen.

Die erreichte Wiederholungszahl in der 5. Minute wird nun durch 4 geteilt und das Ergebnis aufgerundet. Beispiel: Wer 30 Wiederholungen geschafft hat, rundet auf 8 auf. Dies ist die Kadenz (das Bewegungstempo) für das nachfolgende Training.

Der Einstieg ins VO_2max-Training erfolgt durch das sogenannte »15:15-Protokoll«. Hierbei werden 8 Snatches in 15 Sekunden durchgeführt, mit einer ebenso langen Pause. Dies ist ein Satz. 15 Sekunden lang Snatches links, 15 Sekunden Pause, 15 Sekunden rechts, 15 Sekunden Pause wären also zwei Sätze.

Jede Trainingseinheit muss spätestens dann beendet werden, wenn man die geforderte Kadenz oder einen korrekten Overhead Lockout (= gute Technik) nicht mehr schafft!

Die Trainingsperiode des 15:15–Protokolls ist beendet, wenn man sich nach einigen Wochen auf 80 Sätze hochgearbeitet hat (= 40 min, davon 20 min Snatches), was schon eine sehr beachtliche Leistung ist, wenn man bedenkt, dass man dann in den 40 Minuten je nach Kadenz 560, 640 oder 720 Snatches durchgeführt hat. Natürlich sollte das Training dabei periodisiert in Wellenform stattfinden, also z. B. zwei bis drei Einheiten lang die Satzzahl um 10 bis 20 Prozent erhöhen, dann wieder je nach Körpergefühl um etwa 10 bis 30 Prozent (evtl. auch mal um 50 bis 75 Prozent) reduzieren und langsam wieder steigern (siehe auch das Kapitel »Trainingsperiodisierung«). Auch die Tagesform spielt hierbei eine wichtige Rolle. Natürlich kann man beispielsweise nach drei anstrengenden Wochen auch eine ganze Woche lang weniger machen, z. B. nur 15 bis 20 Sätze pro Einheit, um dann in der nächsten Woche wieder durchzustarten.

Trainiert wird im Idealfall an drei bis vier Tagen pro Woche, aber auch ein bis zwei Einheiten pro Woche konnten in der Praxis gute Verbesserungen der Ausdauerleistungsfähigkeit bewirken.

Sollte nebenbei noch ein Krafttraining durchgeführt werden, so ist aufgrund der Intensität der Belastung folgendes Vorgehen zu empfehlen:

VO_2MAX-TRAINING	KRAFTTRAINING
3–4 x / Woche	**max. 1–2 x /Woche**
1–2 x / Woche	**max. 2–3 x /Woche**

Ausdauertraining mit Kettlebells

Damit Sie eine Vorstellung davon bekommen, welche Ausdauerleistungsfähigkeit sich mit Kettlebells erreichen lässt, möchte ich als Beispiel den Olympiaringer Mark O. Madsen als Beispiel nennen, mit dem ich vor vielen Jahren meine erste Kettlebell-Ausbildung absolviert habe. Ich weiß nicht, welche Leistungsfähigkeit er derzeit aufweist, aber es gab eine Zeit, in der er eine Ausdauer besaß, mit der er jederzeit alle 80 Sätze des 15:15-Protokolls bei einer Kadenz von 8 Wiederholungen pro Intervall mit einer 24 Kilogramm schweren Kettlebell durchführen konnte – und zwar nach seinem dreistündigen Ringertraining!

Wenn man alle 80 Sätze des 15:15-Protokolls mit einer Kadenz von wenigstens 7 Wiederholungen pro Intervall schafft, bieten sich in diesem Programm drei Möglichkeiten an, die Leistungsfähigkeit weiter auszubauen: Entweder wiederholt man den Kadenztest noch einmal und startet mit einer höheren Kadenz (z.B. einer Wiederholung mehr in 15 Sekunden) oder man wiederholt ihn mit einer 4 Kilogramm schwereren Kettlebell und führt dann mit dieser auch das Training durch. Mehr als 9 Wiederholungen in 15 Sekunden sollten bei 80 Sätzen nicht durchgeführt werden können, sonst ist das Gewicht zu leicht. Die dritte Möglichkeit wäre, dass man sich auf das »36:36-Protokoll« steigert.

Beim 36:36-Protokoll werden 36 Sekunden lang High-Speed-Snatches durchgeführt, mit einer ebenso langen Pause dazwischen. Die Trainingsperiode ist beendet, wenn man davon 35 Sätze geschafft hat. Dieses Protokoll sollte nicht durchgeführt werden, wenn man beim vorherigen nicht 80 Sätze mit jeweils wenigstens 7 Wiederholungen geschafft hat!

VORSICHT!

Das 36:36-Protokoll ist noch wesentlich fordernder als das 15:15-Protokoll. Beide Trainingsprogramme sind nur für sehr fortgeschrittene Kettlebellsportler geeignet, die eine ausgezeichnete Technik und sehr gute Kraftausdauer aufweisen. Andernfalls kann sich das Überlastungs- und Verletzungsrisiko deutlich erhöhen.

Bezüglich der Kadenz teilt man die Wiederholungsanzahl der 5. Testminute durch 10, multipliziert sie dann mit 6 und rundet wieder auf. Dies ist die Anzahl der Snatches, die in jedem 36-Sekunden-Satz durchgeführt werden müssen. Beispiel: Wer 28 Wiederholungen geschafft hat, muss im Training immer 17 pro Satz machen.

Im Originalprogramm gibt es noch drei weitere Stufen, die auf dem 36:36-Protokoll aufbauen.

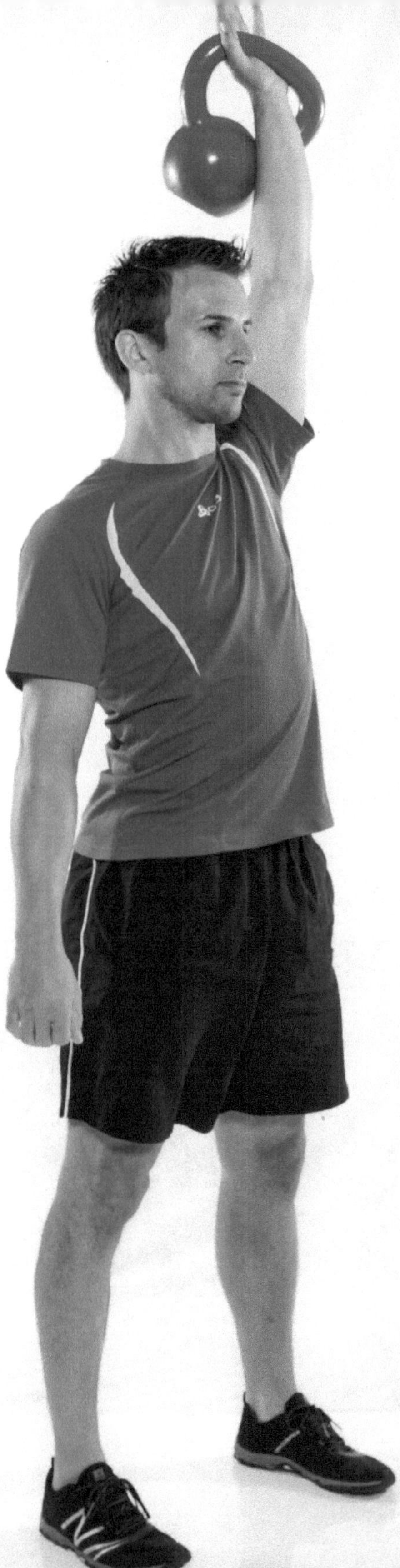

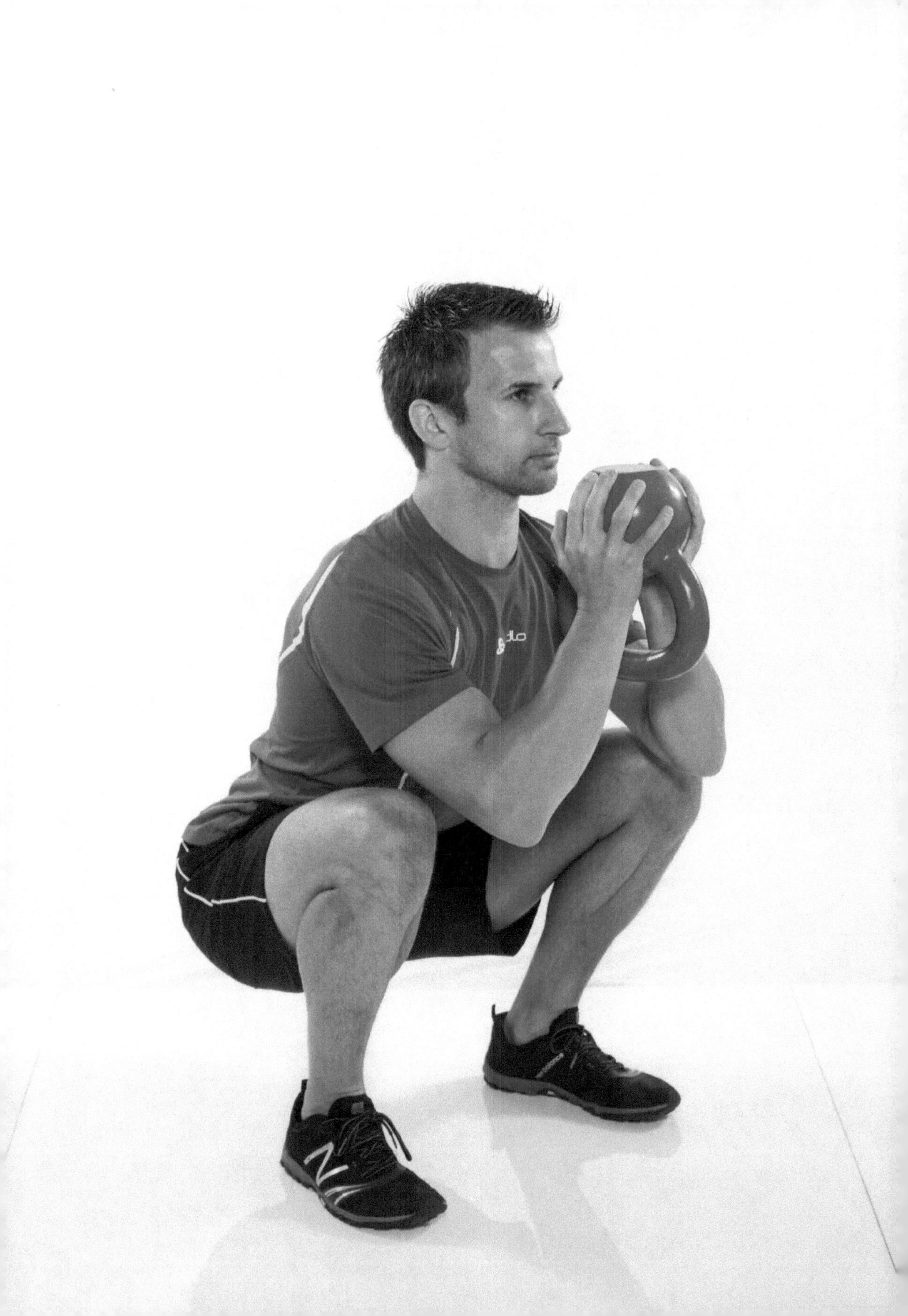

KAPITEL 5

TRAININGS-PERIODISIERUNG

Mit dem Begriff Trainingsperiodisierung wird der gezielte Wechsel der Belastung beim Training bezeichnet. Wird der Körper kontinuierlich unterfordert, baut er seine Strukturen und Funktionen ab und die Leistungsfähigkeit sinkt. Dies ist einer der Hauptgründe dafür, dass unser moderner, durch Sitzen geprägter Alltag die körperlich leistungsschwächste und von Haltungskrankheiten geplagteste Gesellschaft der Menschheitsgeschichte hervorgebracht hat.

Wird der Körper hingegen ständig überfordert, drohen Überlastungen, Verletzungen und eine Stagnation oder sogar ein Absinken der Leistungsfähigkeit. Bei einer dauerhaft leichten Anforderung treten Leistungsverbesserungen nur sehr langsam ein. Am effektivsten für schnelle Leistungsverbesserungen ohne die Gefahren einer Überforderung hat sich der periodische Wechsel der Trainingsbelastungen von leicht über mittel zu schwer erwiesen.

Dies kann innerhalb einer Trainingseinheit selbst (siehe z. B. das Leitertraining im Abschnitt der Krafttrainingsmethoden), aber auch innerhalb der Trainingswoche, des Trainingsmonats und des Trainingsjahres erfolgen.

Erfolgreiche Trainingsperiodisierung ist eine Wissenschaft für sich und muss u. a. individuell an die Art des Trainings, die Ziele, die Lebenssituation und die Voraussetzungen der jeweiligen Person angepasst werden. Im Rahmen des Kraft- und Ausdauertrainings existieren unzählige erfolgreiche und teilweise recht komplizierte Modelle, die häufig nicht 1:1 übernommen werden können. In diesem Kapitel möchte ich mich auf ein paar wenige erfolgreiche und einfache Prinzipien zur Trainingsperiodisierung beschränken.

Die Trainingsperiodisierung berücksichtigt besonders die Spezifität (z. B. das Ziel), die Intensität (die Höhe der verwendeten Gewichte bzw. der Belastung des Körpers) und das Volumen der Belastung (Sätze x Wiederholungen x verwendetes Gewicht).

Beispiele für einfache Periodisierungsmodelle

Alle hier aufgeführten Modelle gelten sowohl für das Kraft- als auch für das Ausdauertraining mit Kettlebells. In den jeweiligen Trainingskapiteln sind weitere Beispiele für die Periodisierung im praktischen Training zu finden (z. B. unter »Greasing the Groove«, bei den Übungskomplexen und in den Abschnitten über die Erhöhung der Wiederholungszahlen bei diversen Snatch-Tests). Am bekanntesten sind das lineare, das stufenförmige und das wellenförmige Periodisierungsmodell.

Ein typischer Periodisierungszyklus besteht häufig aus etwa acht bis 16 Trainingseinheiten, wobei es aber auch längere von z. B. 24 bis 48 Einheiten gibt.

Drei verschiedene Trainingsintensitäten pro Woche: leicht, mittel, schwer

Hierbei werden an drei Tagen in der Woche die gleichen Trainingsübungen mit jeweils unterschiedlichen Belastungsintensitäten durchgeführt.

Diese Form der Trainingsperiodisierung bietet sich für sämtliche Trainingsmethoden an.

PRAXIS

Beispiel

Front Squat-Training im Leiterformat mit gleichbleibendem Gewicht

1. Tag (leicht): 4 Trainingsleitern bis 2 Wiederholungen (4 x 1–2)
2. Tag (mittel): 4 Trainingsleitern bis 3 Wiederholungen (4 x 1–2–3)
3. Tag (schwer): 4 Trainingsleitern bis 4 Wiederholungen (4 x 1–2–3–4)

Variante der Einheitenverteilung über die Woche:

1. Tag: mittel
2. Tag: leicht
3. Tag: schwer

Lineare Periodisierung

Beim linearen Modell wird die Belastung während des Trainingszeitraumes nahezu kontinuierlich linear gesteigert.

Beispiel: Verbesserung der Kraftausdauer durch den Kettlebell-Swing

Das folgende Vorgehen habe ich mehrfach bei Klienten angewendet, die wenig Zeit für ein Training hatten und den Wunsch äußerten, dennoch ein regelmäßiges Trainingsprogramm in ihren Alltag zu integrieren:

- Am ersten Tag machen Sie 5 Swings (nein, nicht mehr!), dann jeden weiteren Tag jeweils 5 Swings mehr. Männern empfehle ich zum Einstieg 16 und Frauen 12 Kilogramm Gewicht.
- Am 21. Tag führen Sie also 105 Swings aus. Die müssen nicht am Stück durchgeführt werden, sondern sollten besser in Intervallen von z. B. 7 x 15 Wiederholungen, 10 x 10 und 1 x 5, 5 x 20 und 1 x 5, o. Ä. oder über den Tag verteilt erfolgen. Die Pausenlänge zwischen den Intervallen bestimmen Sie selbst.
- Anschließend biete ich u. a. folgende zwei Möglichkeiten an, wenn das Programm beibehalten werden sollte:
- Entweder mit einem 4 Kilogramm schwereren Gewicht wieder von vorne beginnen, dann aber bei 10 Schwüngen anfangen und täglich um 5–10 Schwünge erhöhen, oder
- beim alten Gewicht bleiben und schrittweise auf 150 bis 200 Swings pro Tag erhöhen, die dann jeweils an 4–6 Tagen pro Woche durchgeführt werden.
- So lässt sich langsam und schleichend mit anfänglich sehr geringem Zeitaufwand (= geringe Motivationshürde) mehr Bewegung in den Alltag

einbauen und nebenbei die Fitness deutlich erhöhen.
- Fortgeschrittene könnten z. B. mit 10 Swings beginnen und die Anzahl täglich um 10 Wiederholungen steigern. Sehr Fortgeschrittene finden sicher selbst schnell heraus, wie sie hier am besten vorgehen können.

Blocktraining oder »alternierende lineare« Periodisierung

Da beim Krafttraining mit einer rein linearen Periodisierung häufig einige der verschiedenen Krafttrainingsbereiche zu kurz kommen, stellt das »alternierend lineare« Periodisierungsmodell, auch Blocktraining genannt, eine gute Alternative dar.

Beim Blocktraining wird über eine bestimmte Zeit (z. B. für ein bis drei Wochen) eine bestimmte Trainings- oder Übungsform betont.

Beispiel 1:

Sie wechseln einen zweiwöchigen Trainingsblock mit dem Schwerpunkt auf spannungsbetonten Kraftübungen (z. B. Squat, Overhead Press, Deadlift, Klimmzug) mit einem zweiwöchigen Trainingsblock mit dem Schwerpunkt auf explosiven Kraftübungen ab (z. B. Swing, Snatch, Push Press und/oder Jerk). Hierbei ist eine Unterperiodisierung der wöchentlichen Trainingseinheiten in leicht, mittel und schwer zu empfehlen. Die angewandte Trainingsmethodik richtet sich dabei nach dem individuellen Trainingsziel.

Beispiel 2:

Sie können auch ein hochvolumiges Training (mittlere Gewichte) mit einem niedrigvolumigen Training (schwere Gewichte) in Blöcken abwechseln, z. B.:

- 4–5 Wochen lang: hohes Trainingsvolumen (z. B. insgesamt mindestens 100 Wiederholungen/Übung/Einheit, dabei aber pro Satz nur maximal 50 Prozent der maximal möglichen Wiederholungszahl durchführen. Verwenden Sie ein Gewicht, dass Sie 5–15 mal heben können; bei 15 mal sollten die Gesamtwiederholungen 200 übersteigen; nicht bis zum Muskelversagen trainieren, Ermüdung durch Pausen steuern; Methodik: Leitern oder umgekehrte Leitern), anschließend
- 4–5 Wochen lang: niedriges Trainingsvolumen mit hohen Gewichten (z. B. 3 negative Teilwiederholungen mit langen Pausen von 3–5 min; Swings/Snatches nach Bedarf vorsichtig mit einbringen, wobei 1–2 Einheiten/Woche mit 60–90% Intensität völlig genügen oder
- 3–4 Wochen lang: Maximalkrafttraining, dabei wöchentlich das Volumen erhöhen, mit niedrigvolumigen ballistischen Übungen (Swings, Snatches) an den anderen Tagen, dann wechseln zu 3–4 Wochen z. B. Klimmzug, Pistol und Overhead Press mit hohen Gewichten und niedrigem Volumen, und an den anderen Tagen ballistische Übungen mit hohem Volumen

Stufenförmige Periodisierung

Beim stufenförmigen Modell wird die Belastung schrittweise erhöht und dann für eine bestimmte Zeit beibehalten, damit sich der Körper an die im Vergleich zum linearen Modell größeren Sprünge bei der Belastungssteigerung anpassen kann. Dabei ist es auch möglich, nach einem größeren Sprung auf eine höhere Belastung eine Zeit lang zunächst wieder auf einer niedrigeren Stufe zu trainieren, damit sich der Körper erholen und besser anpassen kann.

Ein derartig strukturiertes stufenförmiges Modell wäre z. B. zwei bis drei Schritte vorwärts und ein bis zwei zurück oder vier Schritte vorwärts und dann wieder zwei bis drei zurück. Das heißt, dass man z. B. bei der Übung Clean und Press zwei bis vier Einheiten lang die Satz- oder Wiederholungszahl steigert, dann wieder auf die Zahl der dritt- bis vorletzten Einheit zurückgeht und von dort erneut startet.

Flexible wellenförmige Periodisierung

Eine flexible wellenförmige Periodisierung hat sich in der Trainingspraxis häufig als praktikabelste Variante erwiesen. Manchmal ist es effektiver, wenn man in der Mitte des Zyklus einen bis drei Schritte zurückgeht, um am Ende des Zyklus eine höhere Leistung zu erzielen. Hier empfehle ich ein spielerisches Ausprobieren der Methode. Man sollte immer mit dem Körper arbeiten und auf ihn hören. Wer beispielsweise abends lange gefeiert hat oder tagsüber müde von den letzten Trainingseinheiten ist, sollte im Training wieder etwas zurückschrauben. Sobald man sich wieder leistungsfähiger fühlt, kann die Trainingsintensität dann wieder Einheit für Einheit gesteigert werden, um dem Körper dann wieder durch ein paar mittlere oder leichtere Einheiten Zeit zur Erholung und Anpassung zu geben.

PRAXIS

Beispiel:

Overhead Press (24 kg, 3–4 Wdh. sind damit möglich)

Einheit: 3 x 2 Wdh.
Einheit: 4 x 2 Wdh.
Einheit: 5 x 2 Wdh.
Einheit: 4 x 2 Wdh.
Einheit: 5 x 2 Wdh.
Einheit: 6 x 2 Wdh.
Einheit: 4 x 2 Wdh.
Einheit: 6 x 2 Wdh.
Einheit: 7 x 2 Wdh.
Einheit: 3 x 1 Wdh. mit 28 kg
Einheit: 4 x 1 Wdh. mit 28 kg
Einheit: 7 x 2 Wdh. mit 24 kg
Einheit: 4 x 1 Wdh. mit 28 kg
Einheit: 5 x 1 Wdh. mit 28 kg
Einheit: 4 x 1 Wdh. mit 28 kg
Einheit: 1 x 2 Wdh. mit 28 kg

Beispiel: Pistol Squat (16 kg, 5 Wdh. sind damit möglich)

Einheit: 3 x 4 Wdh.	
Einheit: 4 x 4 Wdh.	
Einheit: 2 x 5 Wdh.	
Einheit: 3 x 4 Wdh.	Müdigkeit nach drei Trainingstagen, besser zwei Schritte zurück
Einheit: 2 x 5 Wdh.	
Einheit: 3 x 5 Wdh.	
Einheit: 2 x 6 Wdh.	
Einheit: 3 x 5 Wdh.	zu müde, war gestern Abend spät
Einheit: 2 x 6 Wdh.	
Einheit: 3 x 6 Wdh.	
Einheit: 1 x 7 Wdh.	
Einheit: 2 x 6 Wdh.	waren zwei anstrengende letzte Tage, lieber noch mal zurück
Einheit: 3 x 6 Wdh.	
Einheit: 2 x 7 Wdh.	fühlte mich sehr fit heute
Einheit: 3 x 6 Wdh.	
Einheit: 1 x 8 Wdh.	

Mikroperiodisierung

- Drei Ganzkörpertrainings pro Woche (z. B. bestehend aus zwei unterschiedlichen Trainingseinheiten, wobei Training A und B im Wechsel ausgeführt werden)
- In jeder Einheit ändert sich die Wiederholungszahl bei den Übungen. Durch diese ständig neuen Reize kann u. a. ein guter Kraft- und Muskelaufbaueffekt erzielt werden. Beispiel:

1. Woche Training A: 3 x 9–12 Wdh., 30–60 s Pause, Training B: 3–4 x 4–6 Wdh., 30 bis 120 s Pause, Training A: 3 x 9–12 Wdh., 30–60 s Pause

2. Woche Training B: 3 x 9–12 Wdh., 30–60 s Pause, Training A: 3–4 x 4–6 Wdh., 30 bis 120 s Pause, Training B: 3 x 9–12 Wdh., 30–60 s Pause, usw.

- Nachteil ist hier allerdings, dass man mehr Kettlebells oder ein sehr gutes Wissen über Progressions- und Regressionsmöglichkeiten benötigt (siehe auch den Abschnitt »Progressions- und Regressionsmöglichkeiten von Übungen, ohne das Gewicht verändern zu müssen«).

Abschließende Empfehlungen

Die Sport- und Trainingswissenschaftler können auf dem Papier die vermeintlich besten (und teilweise äußerst komplizierten) Periodisierungsmodelle konzipieren; auch auf dem Fitnessmarkt gibt es eine Unzahl an fertigen Trainingsprogrammen und -plänen.

Wir leben aber in einer sich täglich verändernden Welt, und das wird in nahezu keinem dieser Programme berücksichtigt. Ich spreche hier nicht von den Programmen aus vielen Bodybuilding- oder Fitnessmagazinen, die teilweise fiktiv sind oder nur von genetisch sehr begünstigten Menschen unter Einnahme von anabolen Steroiden durchgeführt werden können. Ich meine, dass ich es in 20 Jahren als Trainer noch nie erlebt habe, dass ein vorgefertigtes Trainingsprogramm 1:1 wie geplant durchgeführt werden konnte, selbst wenn es individuell auf die Person abgestimmt war. Irgendetwas kommt immer dazwischen: Etwas im Haus muss repariert werden, das Kind, ein Kollege oder man selbst wird krank, bei der Arbeit gibt es plötzlich mehr zu tun, Stress mit Freunden, Kollegen, dem Chef oder innerhalb der Familie, unerwartet hoher Muskelkater, abends wurde es spät, große Müdigkeit, eine ungeplante Dienstreise steht an, das Auto ist kaputt, es hat sich die Möglichkeit für einen spontanen Urlaub ergeben, keine Lust u. v. m. So ist das Leben nun mal.

Von daher empfehle ich einen flexiblen Umgang mit Trainingsprogrammen. Sie müssen immer wieder an die individuelle Lebenssituation angepasst werden. Versuchen Sie, sich so gut es geht an einen Plan zu halten, aber lassen Sie sich nicht verrückt machen, wenn es einmal nicht so funktioniert wie erhofft. Steigen Sie einfach wieder ein, sobald es die Situation erlaubt (je nach Pausenlänge zunächst wieder weiter vorne im Plan), und machen Sie dann konsequent und ohne Hektik weiter.

Die Assisted Pistol

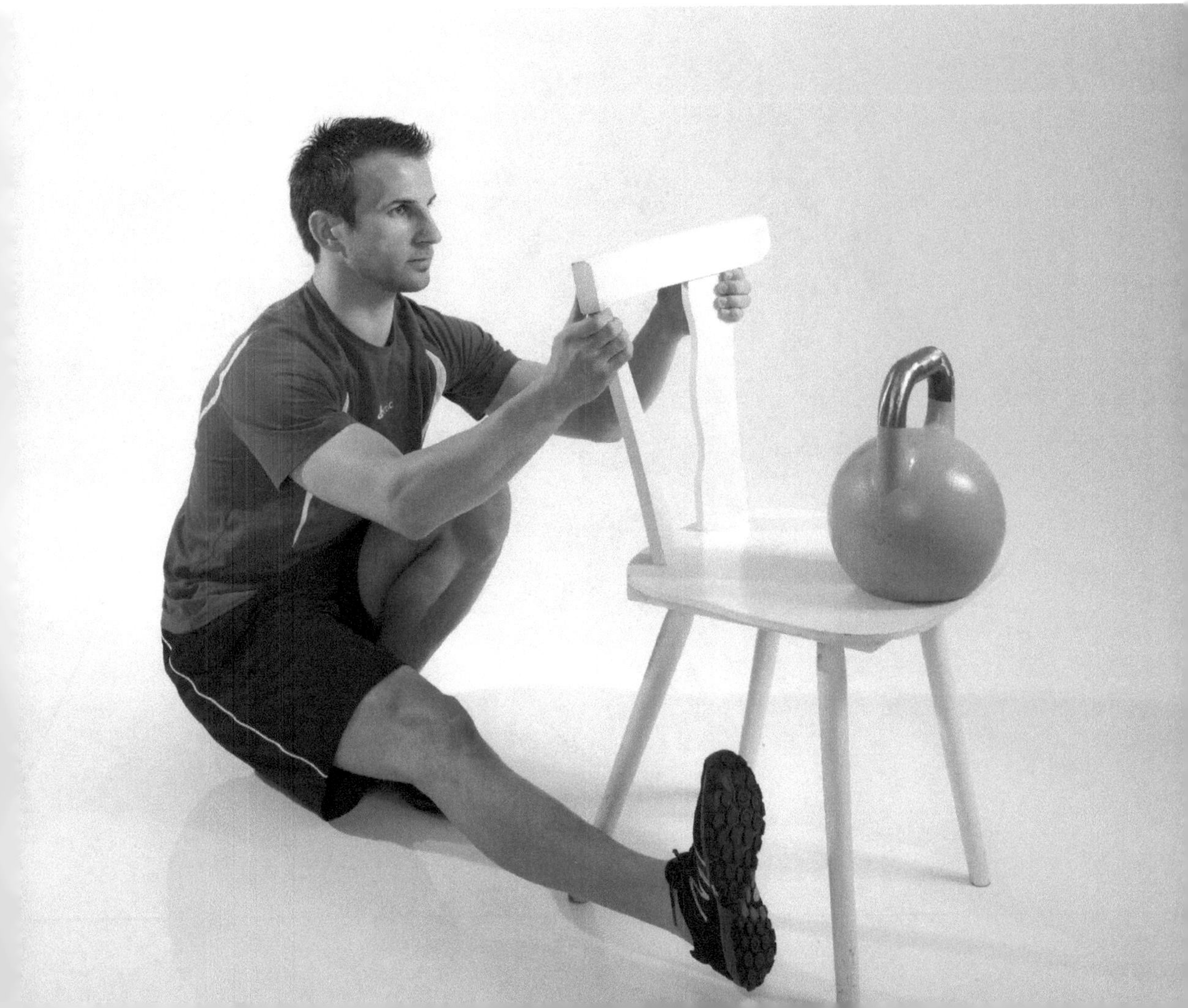

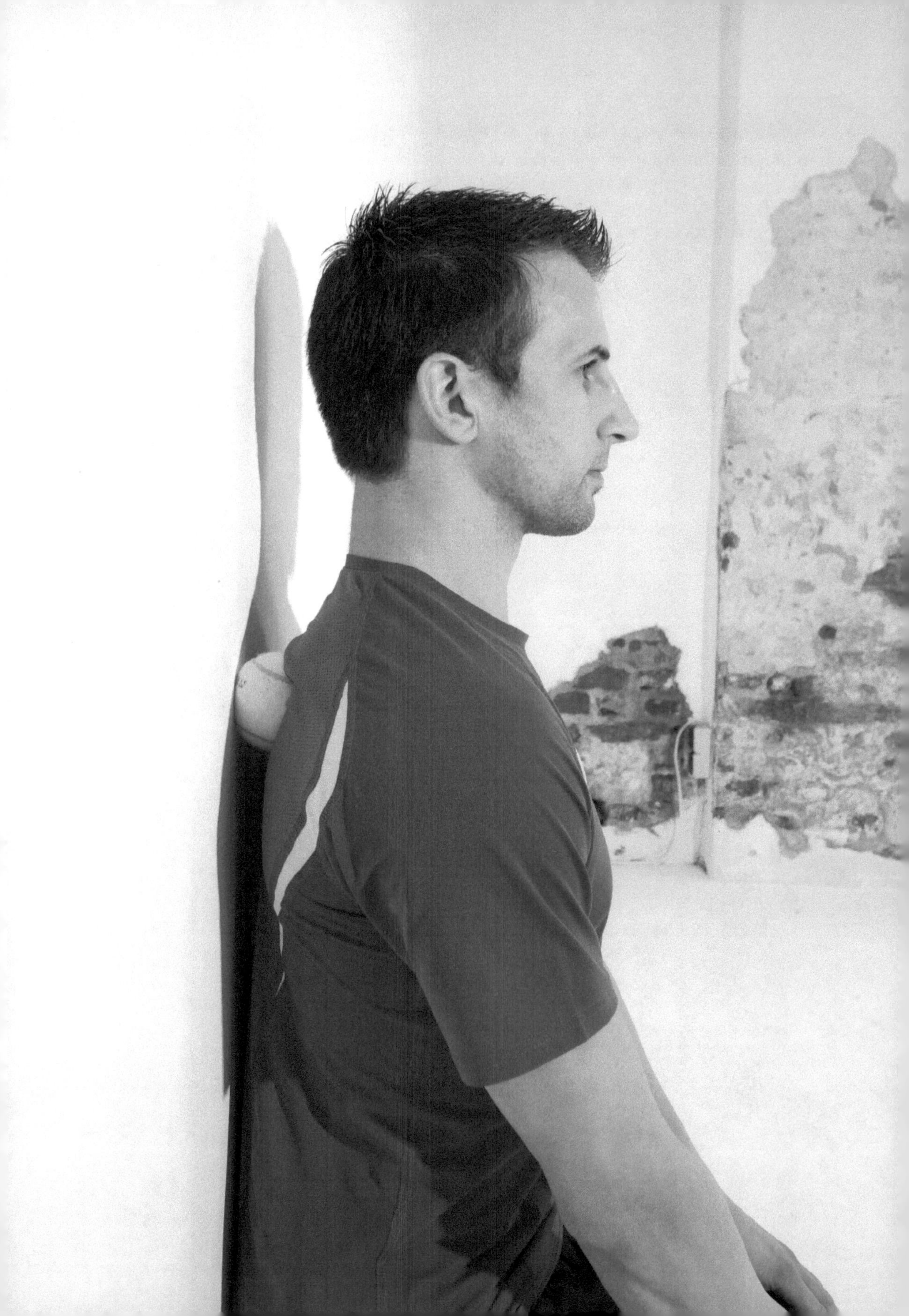

KAPITEL 6

ÜBERTRAINING

Unser Körper wurde von der Natur so angelegt, dass er nur dann gesund bleiben und richtig funktionieren kann, wenn er viel und regelmäßig bewegt und gut ernährt wird. Dass das bestens funktioniert, zeigt uns auch die Tierwelt. In der freien Natur ist es sehr selten, dass die Tiere krank werden.

Bezogen auf die körperliche Aktivität ist es wichtig, dass wir uns täglich ausreichend bewegen und dabei gerne mindestens einmal ins Schwitzen kommen. Die Sportmedizin lehrt uns schon seit über 50 Jahren, was regelmäßige Bewegung gesundheitlich bewirkt und wie viel davon nötig ist, um Krankheiten zu vermeiden, sie zu therapieren und bis ins hohe Alter hinein selbständig zu bleiben und sich eine hohe Lebensqualität zu erhalten.

Das Problem ist nur, dass etwa 90 Prozent der Bevölkerung dieses Wissen nicht anwenden. In Deutschland macht z. B. etwa jeder zweite Erwachsene gar keinen Sport. Aufgrund dieser Daten kann nach wie vor gesagt werden, dass jede Form von Bewegung besser ist als keine, weil der Organismus sie dringend benötigt.

Von den etwa 10 Prozent der Menschen, die sich so häufig und intensiv bewegen, wie es die Fachgesellschaften aus präventivmedizinischer Sicht empfehlen, gibt es besonders unter den jüngeren Sportlern (ich schätze, dass es die Altersgruppe von 15 Jahren bis Anfang 30 ist) sowie unter denen, die mit Mitte 30 bis Mitte 40 nach langer Trainingsabstinenz wieder an alte Glanzleistungen herankommen wollen, sehr viele, die es mit der Häufigkeit und/oder Intensität übertreiben.

Besonders junge Sportler neigen teilweise dazu, »wie verrückt« zu trainieren, und achten weder auf die Warnsignale des Körpers (z. B. Schmerz), noch werden entsprechende Regenerationsmaßnahmen angewandt.

Ein junger Organismus hat zwar eine relativ hohe Belastungstoleranz und regeneriert sich schneller, doch langfristig gesehen ist es unbedingt sinnvoll, frühzeitig zu lernen, wie man den Körper regelmäßig fordert, aber nicht überfordert. Auch das Erkennen von Warnsignalen muss erlernt werden. Natürlich gehört entsprechendes Handeln bei auftretenden Symptomen dazu, z. B. eine Zeit lang im Training »einen Gang herunterzuschalten«.

Überlastungsbeschwerden, Übertraining und Verletzungen können die unangenehme Folge einer Nichtbeachtung der eigenen Körpersignale sein. Ein ausgewogenes Training, das nicht minder effektiv ist, sollte zwar anstrengend sein, aber regelmäßige Maximalbelastungen vermeiden und gleichzeitig aktive Regenerationsmethoden (z. B. Spaziergänge, Joint Mobility, Qi Gong, Yoga) oder moderate Einheiten enthalten.

Eine Empfehlung für Freizeitsportler ist, dass im Krafttraining nur maximal zwei bis drei intensive Einheiten pro Woche durchgeführt werden sollten. Mit steigendem Alter (ab etwa 50 Jahre) sind in den meisten Fällen zwei intensive Einheiten genug. In den übrigen Einheiten sollten Sie mehr an der Technikausführung im mittleren Anstrengungsbereich und an der (Kraft-)Ausdauer arbeiten.

Zwischen zwei Krafttrainingseinheiten ist mindestens ein Tag mit anderer, nicht kraftbetonter Bewegung zu empfehlen. Gerne dürfen Sie in dieser Zeit anderen körperlichen Aktivitäten nachgehen.

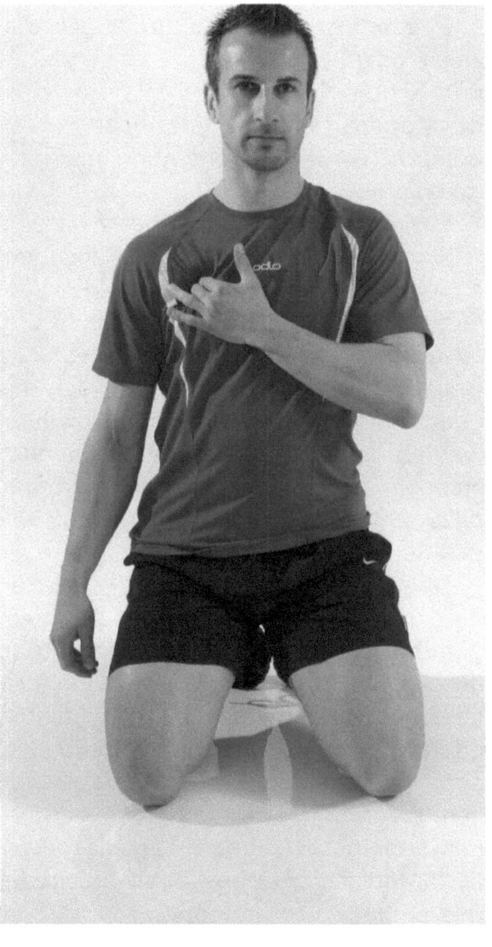

Grundregeln für ein lebenslanges gesundes Training

Für ein gesundes Trainingsleben bis ins hohe Alter hinein kann man sich als Faustformel an drei einfache Grundregeln halten:

1. Schmerz:

Auf einer Skala von 1–10 (1 = schmerzfrei, 10 = der schlimmste körperliche Schmerz, den Sie bisher erlebt haben), sollten Sie im Training nie über ein Schmerzgefühl von 4 gehen, besser maximal 3.

2. Leistung/Bewegungsqualität:

Auf einer Skala von 1–10 (10 = perfekte Bewegungsausführung) sollten Sie nie unter 8 liegen. Wenn die Bewegungstechnik also nachlässt, sollten Sie die jeweilige Übung sofort beenden oder eine einfachere Schwierigkeitsstufe wählen. Qualität hat immer Vorrang vor Quantität, wenn es um die Gesundheit geht!

3. Belastungsempfinden:

Auf einer Skala von 1–10 (1 = stehen, 10 = Belastungsabbruch binnen Sekunden durch Erschöpfung) sollte die Trainingsintensität bei ca. 90 Prozent der Einheiten so gewählt werden, dass Sie ein Belastungsempfinden von 6–8 verspüren. Ab und zu können Sie gerne Werte von 9 oder gar 10 erreichen (sofern Sie gesund sind).

Wenn Sie ein Leben lang viel Freude an der Bewegung haben möchten, ohne dass Ihre Muskeln, Sehnen und Gelenke schmerzen, dann werden Ihnen diese drei Regeln gute Dienste leisten.

Vorsicht bei neuen Trainingsprogrammen oder Workouts

Steigen Sie immer vorsichtig in neue Übungen oder Trainingsprogramme ein. Die Veränderung eines bestehenden Trainingsprogramms ist in regelmäßigen Abständen (ca. 3–6 Wochen) nötig, um weitere Fortschritte zu erzielen.

Hierzu bieten sich mehrere Möglichkeiten an, z. B. eine anspruchsvollere Übungsvariante, eine geringere Unterstützungsfläche, ein größeres Bewegungsausmaß, eine andere Lastverteilung beim Zusatzgewicht, eine schnellere oder langsamere Bewegungsausführung, mehr Gewicht, mehr Wiederholungen, mehr Sätze/Durchgänge pro Übung, andere Übungen, kürzere Pausen oder längere Belastungszeiten.

Eine Veränderung des bestehenden Trainings bedeutet in der Regel, dass der Körper einen neuen, ungewohnten Belastungsreiz erfährt, den er erst einmal verarbeiten muss. Daher ist es empfehlenswert Veränderungen wenigstens in den ersten ein bis zwei Einheiten vorsichtig vornehmen, um schweren und unnötigen Muskelkater so gut es geht zu reduzieren.

So stellt selbst das Herantasten an ein neues Trainingsgewicht durch Ausprobieren oder die Wirkung neuer Übungen oder Methoden einen ausreichend veränderten Trainingsreiz für die meisten dar, selbst wenn die betreffende Einheit nicht als sehr anstrengend empfunden wurde.

Man kann sich z. B. zunächst mit leichteren Gewichten an eine neue Übung gewöhnen oder die vorgegebene Satz- und/oder Wiederholungszahl zunächst noch etwas reduzieren. Daher lasse ich meine Klienten bei neuen Trainingsprogrammen in den ersten zwei Einheiten meist mit reduzierter Satz- oder Rundenzahl beginnen. Ansonsten gilt die Regel, dass man immer auf seinen Körper hören und gegebenenfalls auch vorzeitig das Training beenden sollte.

Muskelkater wird man selten vermeiden können, wenn der Körper neu gefordert wird. Dennoch ist es wichtig, trotz all der Trainingsziele und -pläne auf den Körper und seine Signale zu hören und darauf entsprechend zu reagieren.

Neben einer erhöhten Eiweißzufuhr nach dem Training kann ich die Methoden aus dem Regenerationskapitel des Buches *Das große Kettlebell-Trainingsbuch* aufgrund ihrer Effektivität sehr empfehlen.

Übertraining: Sind Sie betroffen und was können Sie tun?

Sollten Sie einmal zu intensiv trainiert haben, eine Leistungsstagnation oder eine Leistungsabnahme feststellen oder sich allgemein nicht ganz fit fühlen, dann können Sie hier ganz einfach überprüfen, ob Sie sich eventuell im Übertrainingszustand befinden und mehr Regeneration benötigen.

Zu viele Sportler ignorieren das Thema Regeneration und geben ständig Vollgas, vor allem im Alter von etwa 15 bis 30 Jahren. Das ist weder gesund, noch bringt es optimale Fitness- bzw. Trainingsergebnisse.

Training ist ein bewusst induzierter Stress, der Strukturen und Systeme im Körper zerstört bzw. fordert, damit sich diese wieder neu und auf einem höheren Niveau aufbauen. Diesen »Reparaturvorgang«, der auch als Regeneration oder Erholung bezeichnet wird, können Sie gezielt unterstützen und beschleunigen. Wichtig ist jedoch, zunächst einmal zu erkennen, ob, wann und wie Sie sich vom Training erholen müssen.

In der Trainingswissenschaft kennt man verschiedene Blutparameter, anhand deren ein Übertraining und dessen Schwere bestimmt werden kann. Dies soll jedoch ein Buch für den praktischen Anwender sein, deshalb verzichte ich hier auf die Beschreibung der biochemischen Prozesse und halte es möglichst einfach.

Die folgenden Zeilen stammen größtenteils aus der jahrzehntelangen Erfahrung von Coach Steve Maxwell und den Leistungssporterfahrungen aus der ehemaligen DDR.

Typische Anzeichen für einen möglichen Übertrainingszustand, die ohne Blutanalyse zu erkennen sind

- Erhöhte Herzfrequenz: Wenn Ihre Ruheherzfrequenz morgens nach dem Aufwachen 4 oder mehr Schläge pro Minute höher als normal ist, sind Sie entweder schlecht erholt oder ein Infekt/eine Erkrankung kündigt sich an. So bestimmen Sie Ihre Ruheherzfrequenz:

  Gehen Sie, wenn nötig, nach dem Aufwachen zur Toilette, legen Sie sich dann wieder für fünf Minuten hin und messen Sie anschließend liegend über eine Minute Ihre Herzfrequenz. Wiederholen Sie das eine Woche lang und nehmen Sie dann den mittleren Herzfrequenzwert. Das ist Ihr Referenzwert für die Ruheherzfrequenz.
- allgemeine Schmerzhaftigkeit und Muskelkater
- Gelenkschmerzen
- das Gefühl von schweren Beinen
- chronische Müdigkeit
- erhöhte Reizbarkeit (psychisch)
- Launenhaftigkeit oder Depression
- veränderter Appetit (mehr als sonst oder kaum, beides ist möglich) durch ein »gestresstes Hormonsystem« (zu viel Cortisol)
- plötzliche unerwünschte Gewichtszunahme
- häufige Erkältungen/Infekte
- akute Krankheit
- sinkende Libido (sexuelle Lust)
- mangelnde Trainingsfortschritte oder gar Rückschritte in der Leistungsfähigkeit
- Schwierigkeiten beim Einschlafen

- Sie schlafen in letzter Zeit zu viel bzw. immer sehr lange.
- Akuttest: Wenn Sie sich einmal nicht danach fühlen, ein Training durchzuführen, beginnen Sie dennoch damit. Sollten Sie sich nach 10 Minuten nicht deutlich besser fühlen, dann beenden Sie das Training sofort und leiten Sie Regenerationsmaßnahmen ein (siehe unten).

Maßnahmen bei Übertraining

Wenn drei oder mehr der oben genannten Symptome auf Sie zutreffen, sollten Sie mindestens drei Tage lang nicht trainieren. Schlafen Sie mehr!

Wenn sechs oder mehr der oben genannten Symptome auf Sie zutreffen, sollten Sie mindestens 10 Tage lang nicht trainieren (maximal leichte Aktivität, wie z. B. Spaziergänge o. Ä.). Schlafen Sie mehr! Die Erfahrung zeigt, dass 10 trainingsfreie Tage schon sehr viel bewirken können.

Wahre »Fitnessfreaks« werden jetzt vielleicht aufschreien und befürchten, dass sie dann viel Muskelmasse und den ganzen hart erarbeiteten Trainingseffekt verlieren. Keine Sorge: Wenn Sie aktuell im Übertrainingszustand sind, dann werden Sie nach diesen 10 Tagen sogar leistungsfähiger sein!

Wie Sie über Ihre Ruheherzfrequenz Empfehlungen für Ihr Training ableiten können

- Bei 1–2 Schlägen/min über dem Durchschnittswert ist an diesem Tag nur ein moderates Training durchzuführen.

PRAXIS

8 Tipps für eine schnellere Regeneration/Erholung:

- **Schlafen Sie mindestens 7 bis 8 Stunden pro Nacht (evtl. sogar 9 Stunden) und versuchen Sie auch tagsüber noch ein Nickerchen von 20 bis 30 Minuten Dauer einzubauen (das geht auch sitzend).**
- **Meditieren Sie 15 bis 30 Minuten täglich (z. B. mit Hilfe einer CD) oder führen Sie eine andere Entspannungsmethode durch (10 Minuten sind auch noch gut).**
- **Essen Sie genügend Eiweiß: Täglich ca. 1 bis 1,5 Gramm pro Kilogramm Magermasse (= Körpergewicht minus Körperfettmasse).**
- **Trinken Sie genügend klares Wasser: Täglich mindestens 0,03 Liter pro Kilogramm Körpergewicht.**
- **Gönnen Sie sich regelmäßige Massagen (entweder durch einen Masseur bzw. Physiotherapeuten oder durch Selbstmassagetechniken mit einer Hartschaumrolle).**
- **Machen Sie Saunagänge und/oder Kaltwasserbäder oder führen Sie heiß-kalte Wechselduschen durch (jeweils 30 bis 60 Sekunden in mehreren Durchgängen).**
- **Führen Sie täglich Joint Mobility-Übungen durch und gehen Sie möglichst täglich mindestens 20 bis 30 Minuten lang flott spazieren (am besten in der Natur, ohne Musik auf den Ohren).**
- **Sehr anstrengende Trainingseinheiten sollten maximal alle zwei Tage erfolgen.**

- Ist die Ruheherzfrequenz um 2 bis 3 Schläge erhöht, sollte höchstens ein leichtes Training durchgeführt werden (z. B. Walking).
- Ab 4 Schlägen über dem normalen Durchschnittswert sollte an diesem Tag nicht trainiert werden, weil Ihr Körper dringend Erholung benötigt.

Viele weitere praktische Tipps und Methoden, mit denen Sie sich besser und schneller regenerieren können, sowie ein ganzes Kapitel über gesunden und besseren Schlaf finden Sie in meinem ersten Kettlebell-Buch.

Fazit

Hören Sie auf Ihren Körper, nehmen Sie seine Signale ernst und handeln Sie entsprechend, z. B. mit einer leichteren Trainingseinheit, dem Weglassen von einer bis hin zu mehreren Trainingseinheiten und mehr Schlaf. Nein, es ist nicht schlimm, wenn Sie mal eine Trainingseinheit oder mehrere weglassen, besonders, wenn Ihr Körper danach verlangt! Er wird es Ihnen danken und Ihnen ein Leben lang Freude bereiten.

Ausgleichs- und Kompensationstraining

Wie schon mehrfach beschrieben passt sich der Körper spezifisch an wiederholte Reize und Belastungen an. Sind die Belastungen jedoch dauerhaft zu einseitig, können Überlastungserscheinungen und Verletzungen auftreten.

Jede Trainingsmethode hat ihre Vor- und Nachteile. Für ein umfassendes ganzheitliches Training ist daher die Kombination verschiedener Methoden, Trainingsmittel und Systeme zu empfehlen. Mit Kettlebells lässt sich ein phantastisches Gesundheits-, Fitness- und Athletiktraining durchführen, besonders, wenn man sich an den hier vorgestellten Prinzipien und Methoden orientiert. Dennoch kommen bei einem reinen Kettlebell-Training einige Bewegungsmuster zu kurz, z. B. das horizontale Drücken (hier empfehle ich Liegestützvarianten oder das Bankdrücken), das vertikale Ziehen (Klimmzug- oder Klettervarianten gehören in jedes gute Trainingsprogramm) oder Rotationsbewegungen (hier empfehle ich Medizinbälle, Sandbags, Keulen und Kabelzüge).

Ein intensives Kettlebell-Training kann die Brustwirbelsäule unbeweglicher machen und durch das viele Greifen der Gewichte die Muskeln und Sehnen an den Ellenbogen überlasten. Für die Brustwirbelsäule empfehle ich daher viele Mobilisationsübungen und die Ergänzung von Rotationsbewegungen.

Ein Mobilisationstraining habe ich in diesem Buch nicht erwähnt, aber Mobilisationsübungen für den ganzen Körper sollten einen großen Stellenwert in jedem Trainingsprogramm haben (z. B. beim Aufwärmen, Abwärmen oder an den Pausentagen) und am besten täglich durchgeführt werden. In meinem YouTube-Kanal »sukoppfitness« können Sie die Video-Playlist »Beweglichkeit« mit Mobilisationsübungen finden. Am besten abonnieren Sie den Kanal direkt, um stets informiert zu werden, wenn neue Tipps und Übungen herauskommen.

Für die Entlastung der Unterarme kann ich u. a. folgende Übungen empfehlen:

- Legen Sie sich vorsichtig auf den Bauch, wobei Sie mit dem Schritt auf den gestreckten Unterarmen liegen (die Handflächen zeigen nach unten). Halten Sie diese Position so lange wie möglich oder bewegen Sie sich dabei vorsichtig seitlich hin und her.
- Krabbeln Sie auf allen Vieren (Knie am Boden oder dicht darüber halten).
- Seal Crawl, das Seehund-Krabbeln: Die Ausgangsposition ähnelt der »Kobra« aus dem Yoga, nur dass die Hände und Finger bei gestreckten Ellenbogen nach hinten (zu Ihnen) zeigen. Man könnte es auch als einen durchhängenden Liegestütz mit gestreckten Armen und verdrehten Händen bezeichnen. Ziehen Sie sich nun wie ein Seehund langsam über die gestreckten Arme vorwärts, ohne dabei die Beine zu Hilfe zu nehmen, währen die Finger stets zu Ihnen zeigen. Die Knie sollten dabei immer über dem Boden bleiben, um Hautverbrennungen oder -abschürfungen zu vermeiden. Versuchen Sie zunächst 10, dann 20 oder mehr Meter zu schaffen.
- Nehmen Sie mehrere Mehrweggummis (Verschlussgummis) und wickeln Sie sich diese mehrmals um die Fingerspitzen einer Hand. Trainieren Sie dann die Finger- und Handstrecker (Unterarmoberseite), indem Sie die Finger so weit wie möglich spreizen und die Hand nach hinten überstrecken. Halten sie die Position für 10 bis 30 Sekunden und führen Sie mehrere Sätze durch oder führen Sie langsam kontrolliert 50 bis 100 Wiederholungen durch. Im Internet gibt es dafür auch spezielle Trainingsgummis mit verschiedenen Widerständen zu kaufen, mit denen sich komfortabler und differenzierter arbeiten lässt. Diese Übung kann man z. B. zwischendurch beim Fernsehen, in der Bahn oder sonst irgendwo durchführen.

Alle anderen Mobilisations-, Ausgleichs-, Lockerungs- und Korrekturübungen lassen sich auch sehr gut und zeitsparend in den Satzpausen während des Trainings selbst einbauen. Probieren Sie einfach aus, womit Sie am besten zurechtkommen, aber ignorieren Sie diese wesentlichen Komponenten eines ausgewogenen Trainingsprogramms nicht. Wer Überlastungserscheinungen hat oder gar verletzt ist, kann leider nicht oder nur sehr eingeschränkt trainieren – und das wollen wir doch alle nicht.

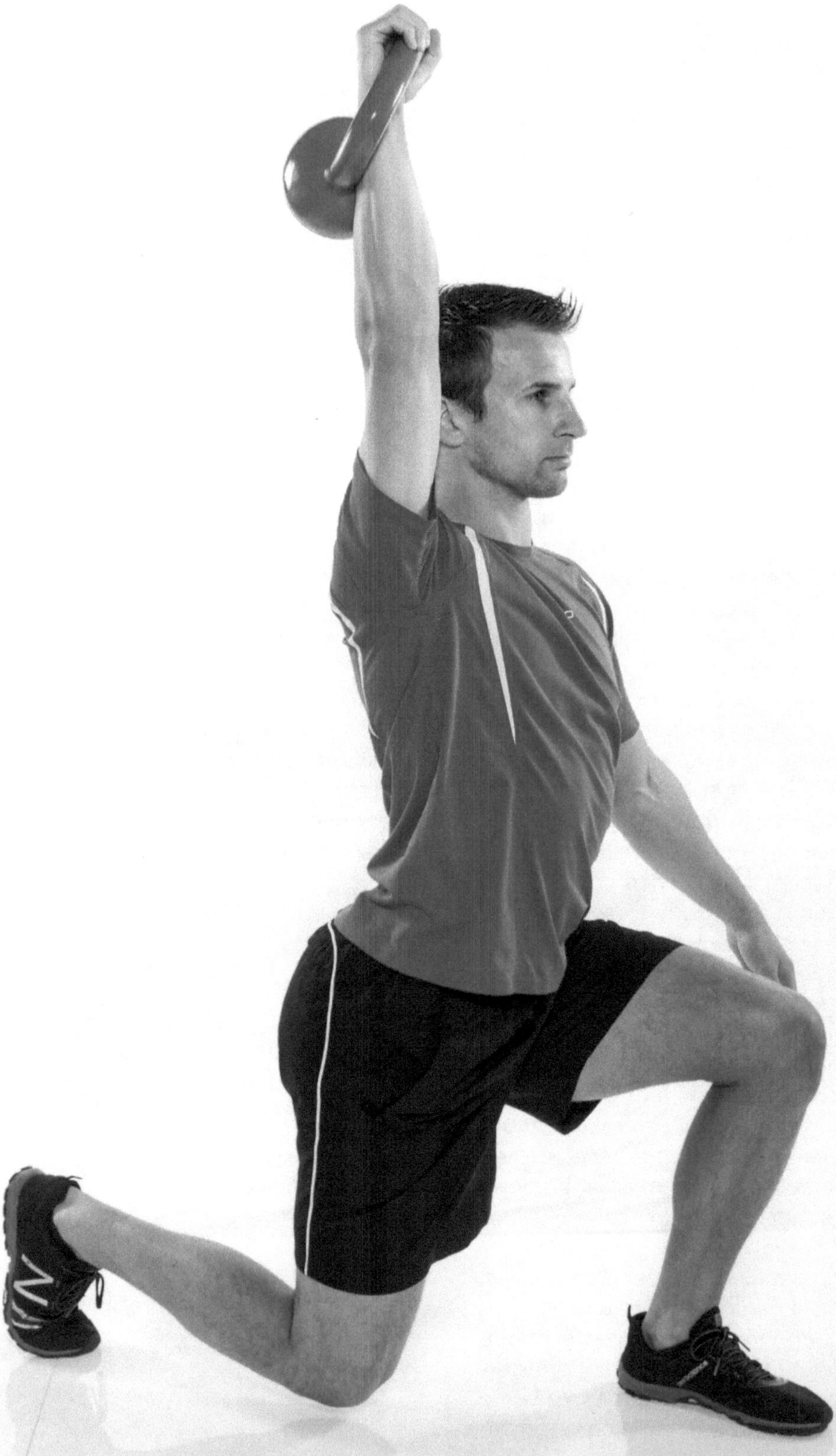

KAPITEL 7

KÖRPERFETT-REDUKTION DURCH KETTLEBELL-TRAINING

»Ihr Optimalgewicht ist das, mit dem Sie sich *wohlfühlen*. Die Meinung anderer Menschen zählt nicht. Ihr Wohlfühlgewicht ist das Gewicht, mit dem Sie sich gut fühlen.«
Rhonda Byrne

Viele wollen es nicht wahrhaben, aber die Praxis bestätigt die folgenden Aussagen immer wieder aufs Neue: Wenn Sie Körperfett reduzieren wollen, müssen Sie sich um die Trainingssteuerung mit Kettlebells zunächst keine großen Gedanken machen, solange Sie nicht Ihre Ernährung dauerhaft umstellen. Wenn Sie dazu allerdings nicht bereit sind, sollten Sie keine nennenswerten und vor allem keine langfristigen Ergebnisse erwarten. Nahezu alle in diesem Buch genannten Methoden werden Ihnen dabei helfen, mehr Körperfett zu verbrennen, wenn Sie sie mehrmals pro Woche intensiv genug durchführen – und sich angemessen ernähren.

Ansonsten verhält es sich wie bei einer Person, die gerne lange Haare hätte, sich aber jeden Tag beim Frisör die Haarspitzen schneiden lässt. Hier ist jedem bewusst, dass das nicht funktioniert, aber beim Abnehmen werden häufig sämtliche Methoden ausprobiert, nur nicht die Ernährungsform umgestellt, die in Kombination mit dem Lebensstil bei den meisten Menschen klar zu einem Aufbau von Körperfett führen muss.

Körperfettreduktion erfolgt hauptsächlich über die Ernährung. Das ist bei weitem wichtiger als das Training. Sicher gelingt es vielen Menschen einmal über acht bis 12 Wochen etwas disziplinierter zu leben und dabei teilweise beachtliche Mengen an Körperfett zu verlieren, doch selten macht es dabei so deutlich »klick« im Kopf, dass sich ein dauerhaft veränderter Lebensstil einstellt, der mit Freude beibehalten wird. Die überwiegende Mehrheit derer, die an den typischen acht- bis 12-Wochen-Programmen teilnehmen, haben etwa sechs Monate später wieder deutlich zugenommen und häufig erneut das alte oder sogar mehr Körpergewicht erreicht.

Je mehr man sich mit dem Thema Ernährung befasst, desto komplizierter scheint es zu sein und desto verwirrter kann man werden. Unsere heutige Gesellschaft hat sich mittlerweile leider derart weit von der Natur entfernt, dass unser einstmals größtes Heilmittel heute zu unserem größten Gift geworden ist: unsere Ernährung.

Es gibt unzählige verschiedene Ernährungskonzepte, -programme, -theorien und -glaubensrichtungen, die teilweise völlig gegensätzliche Ansichten vertreten. Viele davon können die Vorteile ihrer Philosophie durch Studien und zahlreiche Erfolgsgeschichten belegen, in denen die Personen, die sich danach ernährt haben, gesünder und schlanker geworden sind. Wie kann das sein?

Dafür gibt es mehrere Erklärungen. Zunächst einmal ist jeder Organismus anders und in einer anderen Lebenssituation zu Hause. Allein deshalb kann nicht jede Ernährungslehre jedem »übergestülpt« werden. Ein weiterer Grund ist der, dass sich bei der heutigen Durchschnittsernährung fast zwangsläufig eine schnelle Verbesserung der Gesundheit und des Wohlbefindens einstellt, sobald man wieder mehr natürliche und frische Produkte konsumiert. Ein Großteil dessen, was die meisten Menschen heute regelmäßig essen, war unseren Vorfahren noch gar nicht bekannt. Ein weiterer wichtiger Grund ist die mentale Einstellung zum Essen.

Beim Thema Körperfettreduktion spielen also viele Faktoren eine wichtige Rolle. Dazu gehören vor allem der Stresslevel und das Schlafpensum, die psychische Verfassung, die Ernährung und die körperliche Aktivität.

Ernährung in Kürze

So wie es nicht das eine, beste Trainingsprogramm für alle Menschen gibt, existiert auch nicht das eine, beste Ernährungsprogramm. Wenn man sich jedoch die Gemeinsamkeiten sämtlicher Ernährungslehren oder noch besser Mutter Natur selbst anschaut, dann wird eine zweckdienliche Ernährung wieder so einfach, wie sie schon immer gewesen ist und sein sollte.

PRAXIS

Vier wichtige Ernährungsregeln:

- **Essen Sie nur, wenn Sie hungrig sind, nicht, weil es gerade Zeit dafür ist oder wenn Sie nur Appetit auf irgendetwas haben.**
- **Freuen Sie sich auf Ihre nächste Mahlzeit, ganz gleich, was Sie zu sich nehmen.**
- **Genießen Sie die gewählte Mahlzeit bewusst und in Ruhe.**
- **Freuen Sie sich nach der Mahlzeit über den bewussten Genuss, ganz gleich, was Sie zu sich genommen haben.**

Körperfettabbauende Ernährung in Kürze

- Trinken Sie reichlich klares Wasser.
- Essen Sie reichlich frisches Gemüse in allen Farben.
- Essen Sie mehr Fett und moderat Eiweißprodukte.
- Meiden Sie überwiegend industriell verarbeitete und veränderte Produkte (vor allem solche, bei denen Sie erst anhand der Inhaltsangabe/Zutatenliste herausfinden müssen, was alles enthalten ist). Orientieren Sie sich einfach an der Natur: Da gibt es Wasser, Gemüse, Kräuter, Beeren, Nüsse, Samen, Früchte, Fisch, Fleisch und Eier. Niemand benötigt hier eine Inhaltsangabe.
- Maximal zwei bis drei Mahlzeiten am Tag genügen völlig.

So einfach ist das Thema Ernährung.

Ein anderes, sehr simples Ernährungskonzept ist folgendes: Stellen Sie sich zwei Bilder vor:

LINKS	RECHTS
Fast Food **Zucker** **industriell verarbeitete und veränderte Produkte** **sämtliche Getreideprodukte**	**Bio-Bauernmarkt** **Getreideprodukte und Kartoffeln reduziert konsumieren**

Die Bilder sind durch eine Linie verbunden, auf der Sie als Schieberegler stehen. Grob vereinfacht lässt sich dazu sagen: Je häufiger und je weiter Sie sich hinsichtlich Ihrer Ernährung im Bereich des Bio-Bauernmarktes aufhalten, desto schlanker und gesünder sollten Sie werden oder sein. Das heißt nicht, dass Sie sich nicht mehr im linken Bereich bewegen sollen. Das Bild dient nur als eine sehr einfache und anschauliche Hilfestellung für die Einschätzung, wo man sich in den letzten Tagen überwiegend auf dieser Linie befunden hat. Dann kann man einfacher und ganz bewusst seine weiteren Einkaufsentscheidungen treffen.

Wenn Ihnen das zu simpel sein sollte, dann habe ich nachfolgend einige Ernährungsvorschläge bzw. -einladungen zusammengefasst, mit denen viele meiner Klienten hervorragende Erfolge hinsichtlich der Verbesserung ihrer Gesundheit, ihrer Vitalität und Energie, ihres Wohlbefindens und ihrer Körperfettreduktion erzielt haben.

Im Prinzip sind es aber die gleichen Empfehlungen wie oben, nur ausführlicher beschrieben.

Da jeder Mensch anders ist, lade ich Sie dazu ein, zu überlegen, welche der Vorschläge Sie gerne einmal für ein paar Tage oder Wochen ganz unverbindlich ausprobieren möchten, wobei eine radikale Umstellung ohne bewusst genossene »Schlemmermahlzeiten« langfristig relativ unrealistisch ist.

Überlegen Sie einfach, für welche Veränderungen oder Umstellungen Sie bei Ihrem bisherigen Ernährungsverhalten derzeit bereit sind und probieren Sie spielerisch die verschiedenen hier vorgestellten Nahrungsmittel und Empfehlungen aus – kein Zwang, keine Verbote, keine Reue, denn sonst funktioniert es nicht dauerhaft.

Wichtig: Achten Sie dabei genau auf die Signale Ihres Körpers und schauen Sie, ob und wie sich dabei im Vergleich zur aktuellen Situation Ihre Energie, Ihr Wohlbefinden, Ihre Konzentration, Ihre Verdauung, Ihr Stuhlgang, Ihr Hungergefühl, eventuell auch Ihre Haut verändern – und nach ein paar Tagen oder Wochen auch Ihr Körpergewicht.

In sehr seltenen Ausnahmefällen kann es Ihnen zunächst auch für ein bis zwei Tage schlechter gehen, bevor Sie einen großen Satz nach vorn machen. Ein Klient von mir lag beispielsweise nach der Umsetzung der simplen Empfehlungen oben fast zwei Tage mit leichtem Fieber und Unwohlsein im Bett, weil sein Körper nach Wochen und Monaten mit überwiegender Fast Food-Ernährung anscheinend heftige Entgiftungsarbeit zu bewältigen hatte. Danach ging es ihm besser als je zuvor und er verlor 10 Kilogramm in acht Wochen. In der Regel wird es Ihnen jedoch von Anfang an besser gehen.

Einladungen zur Ernährungsumstellung

- Leeren Sie Ihre Snack- und Süßigkeitenschublade, indem Sie alles wegwerfen, verschenken oder binnen zwei Tagen mit bewusstem Genuss aufessen. Achten Sie darauf, wie Sie sich in den nachfolgenden Stunden fühlen und ob/wie sich Ihr Stuhl verändert. Beides wird sich in den nächsten Tagen beim Ausprobieren der anderen Empfehlungen deutlich verbessern.
- Trinken Sie ca. 0,035 Liter klares Wasser pro Kilogramm Körpergewicht am Tag. (Zitronen-, Limetten-, Gurkenscheiben o. Ä. können bei Bedarf den Geschmack verbessern.)
- Essen Sie nur eine bis drei Mahlzeiten am Tag (und bauen Sie Fastenphasen ein, siehe unten).
- Essen Sie reichlich Gemüse und etwas Obst (erhöhen Sie die Vitalstoffdichte, wenigstens fünf Hände voll am Tag).
- Grüne Säfte und Smoothies helfen bei der Vitalstoffzufuhr und können eine Körperfettreduktion und Entgiftung gut unterstützen. Trinken Sie sich gerne täglich daran satt.
- Konsumieren Sie vor allem Lebensmittel, die nicht industriell verarbeitet, verändert und verpackt wurden, und wählen Sie möglichst frische Bioqualität aus der Region.
- Ob Sie Fleisch, Fisch und Eier essen wollen, hängt u. a. von Ihrer Glaubensrichtung und Einstellung ab. Vermeiden Sie jedoch Nährstoffmangel.
- Regelmäßiges Fasten hilft bei der Entgiftung und Regeneration, da es die Organe entlastet. Außerdem hilft es bei der Körperfettreduktion.
- Für viele Personen hat sich ein sogenannter »Schlemmertag« pro Woche bewährt (meist am Wochenende), an dem man eventuelle Nahrungsgelüste bewusst genießt und befriedigt. Im Laufe der Ernährungsumstellung werden diese Gelüste auf bestimmte Nahrungsmittel jedoch abnehmen.
- Alternativ sind zwei Tage ohne stärkereiche Produkte (u. a. Kartoffeln, Rüben, Kohlrabi, Kohl-/Steckrübe, Artischocken, Mais, Pastinaken, Bananen, Kürbis, Reis) gefolgt von einem stärkereicheren Tag (z. B. nach dem Training 50 bis 100 Gramm Kohlenhydrate, wie Jasminreis oder Süßkartoffeln) effektiv.
- »Spielen« Sie mit der Kohlenhydratzufuhr oder konsumieren Sie besser noch gezielt unterschiedliche Mengen an verschiedenen Tagen (Empfehlung: an den Krafttrainingstagen etwas mehr kohlenhydratreiche Nahrungsmittel, an den anderen Tagen weniger, siehe oben).
- Bauen Sie Kontraste ein, z. B. (Teil-) Fastentage oder »Ladetage« (z. B. am Wochenende).
- Hören Sie mehr auf Ihren Körper und Ihr Bauchgefühl.
- Planen den nächsten (Ernährungs-) Tag spätestens am Vorabend durch.

Das Schnellstarter-Intensivprogramm für »Hartgesottene«, die schneller Körperfett verlieren möchten

Reduzieren Sie für ein paar Tage, besser Wochen, folgende Bremsklötze zu mindestens 90 Prozent:

- Zucker (sämtliche Süßigkeiten, Softdrinks und Fertiggerichte; macht 8x so

süchtig wie Kokain; es kann vier bis sechs Wochen dauern, bis die Sucht nachlässt!)
- Getreideprodukte (z. B. Brot, Nudeln/Teigwaren, Müsli)
- Reis und Kartoffeln
- Chemie/Zusatzstoffe in den Nahrungsmitteln und genetisch veränderte Nahrung
- Alkohol

Es gibt viele verschiedene sehr erfolgreiche Ernährungskonzepte, die ihren Erfolg anhand wissenschaftlicher Studien und vieler Praxiserfahrungen belegen können. Suchen Sie sich ein Ernährungskonzept aus, das für Sie gut funktioniert und das Sie gut und dauerhaft an den meisten Tagen in Ihrem Alltag umsetzen können. Oder probieren Sie Verschiedenes aus und stellen Sie sich Ihr eigenes Konzept zusammen, mit dem Sie langfristig gut zurechtkommen. Meine oben genannten Einladungen sollen lediglich Anregungen sein, die Sie natürlich auch ablehnen können.

Was ist Ihr Ziel? Soll Ihr Körper nur Gewicht bzw. Körperfett verlieren oder dabei auch noch gut funktionieren? Zum Abnehmen benötigt der Körper im Prinzip nichts, um gut zu funktionieren jedoch Wasser und viele Vitalstoffe. Um satt zu sein, benötigt der Magen lediglich ein gewisses Füllvolumen bzw. die Zellen genügend Energie. Kombinieren wir das Füllvolumen mit einer hohen Vitalstoffdichte, können wir den Körper sehr gut versorgen. Die Kalorienzahl spielt dabei eine untergeordnete Rolle.

Nährstoffmangel kann ebenfalls ein Grund von Übergewicht sein. Für eine bessere Entgiftung und Nährstoffversorgung hat sich für viele Menschen zumindest zeitweise eine zu 75 bis 100 Prozent vegetarische Ernährungsform bewährt.

Periodisches Fasten

Von Natur aus sind Fastenphasen für den menschlichen Organismus vorgesehen, und er hat sich bestens darauf eingestellt. Die Wissenschaft hat längst bestätigt, dass der Einbau von Fastenphasen nicht nur sehr gesund, sondern auch sehr förderlich bei der Körperfettreduktion ist.

Vorteile:

- Die Verdauungsorgane bekommen Zeit zur Erholung.
- Der Körper kann effizient seine Fettreserven angreifen und lernt, mehr Fett zu verbrennen.
- Die Insulinsensitivität steigt.
- Der Wachstumshormonspiegel steigt.
- Der Cortisolspiegel sinkt.
- Der Blutzuckerspiegel sinkt.
- Muskelmasse kann erhalten werden.
- Bekannteste Modelle: etwa alle 7–14 Tage 24–36 h fasten (von nachmittags/abends beginnend), tägliches Fasten über 15–18 Stunden (nach dem Abendessen beginnend)
- Die Ernährung sollte sich für beste Ergebnisse an den oben genannten Vorschlägen orientieren.

Zusammenfassung

Probieren Sie einfach spielerisch aus, was für Sie dauerhaft am besten funktioniert. Ohne eine Umstellung der bisherigen Ernährungsgewohnheiten wird jedoch höchstwahrscheinlich keine nennenswerte Körperfettreduktion möglich sein. Das Training allein kann das keinesfalls bewirken. Viel Bewegung (v. a. Krafttraining) und Erholung sowie Stressmanagement gehören immer mit zu einer gesunden Lebensweise!

Viele weitere praktische Informationen zum Thema gibt es auf meiner Internetseite in der Rubrik »Ernährung«: www.TillSukopp.com.

Kettlebell-Training zur Körperfettreduktion

Man kann es gar nicht oft genug erwähnen: Ein ausgeglichener Stresslevel und eine Ernährungsumstellung sind die Grundlagen für eine erfolgreiche Körperfettreduktion.

Aber auch beim Training gibt es verschiedene Methoden, die erfolgreicher sind als andere.

Sportler, die vor allem Ausdauertraining betreiben, werden durch eine zumindest mehrwöchige Umstellung auf ein intensives Krafttraining deutlich bessere Erfolge bei der Körperfettreduktion erzielen. Umgekehrt werden Kraftsportler wieder spürbare Ergebnisse erzielen, wenn sie ein paar Wochen lang vor allem ein intensives Intervall- oder Kraftausdauertraining durchführen. Die Gründe dafür liegen in der Anpassungsfähigkeit des Körpers an länger anhaltende Belastungen. Der Wechsel zu einer komplett anderen Belastung stört das Gleichgewicht in allen Funktionssystemen erheblich und zwingt den Körper zu Anpassungen, die wiederum viel Energie benötigen, was zur Körperfettreduktion führt. Im besten Fall absolvieren Sie sowohl ein Kraft- als auch ein Ausdauertraining, um den Körper umfassend zu trainieren und die besten Ergebnisse bei der Körperformung zu erzielen.

Natürlich gibt es Konzepte und Methoden, die etwas schnellere Erfolge bei der Körperfettreduktion bringen als andere. Deshalb möchte ich Ihnen hier beispielhaft ein paar vorstellen, die bei den meisten Menschen sehr gute Ergebnisse hinsichtlich der Körperformung erzielen.

Die besten Ergebnisse für die Körperfettreduktion werden Sie durch ein Krafttraining bekommen, weil es die Muskelmasse erhält oder vergrößert und den Stoffwechselumsatz für viele Stunden erhöht, was u. a. zu einer höheren Fettverbrennungsrate führt.

Das Haupttraining sollte drei Komponenten enthalten

- **Maximalkraft:** 3–5 Wdh. pro Satz, um Ihre Kraft zu steigern. Diese wird meist zu Beginn des Trainings als Ganzkörperübung je nach Methode z. B. in 2–3 Sätzen oder 10–15 Minuten lang durchgeführt (siehe das Kapitel »Krafttraining mit Kettlebells«).
- **Metabolisches Krafttraining:** Je nach Methode z. B. 6–12 Wdh. pro Satz oder 15 Minuten lang mit kurzen Pausen, die im Laufe des Trainings langsam weiter verkürzt werden, um den Stoffwechsel und das Muskelwachstum anzuregen (siehe das Kapitel »Krafttraining mit Kettlebells«).
- **Intensives Kraftausdauertraining:** Dieses wird entweder an anderen Tagen als das Krafttraining durchgeführt oder direkt im Anschluss als sogenannter Finisher, um den Stoffwechsel noch mehr anzukurbeln, die Leistungsfähigkeit des Herz-Kreislauf-Systems zu verbessern und einen höheren Kalorienumsatz zu provozieren. Dies könnten z. B. mehrere Sätze Swings sein, die in Wiederholungszahlen von 10 bis 30 durchgeführt werden (siehe das Kapitel »(Kraft-)Ausdauertraining mit Kettlebells«).

Verteilung der Trainingseinheiten

Beispiel 1: 3 x Kraft- und 1–2 x Ausdauertraining pro Woche

- 3 Krafttrainingseinheiten + evtl. 5 bis 10 min Finisher an 1–2 Einheiten
- 1–2 x intensives Intervalltraining (z. B. Swings, Snatches, (Berg-)Sprints, schwere Schlitten ziehen/schieben)
- Ideal: zusätzlich 3–6 x 30 min morgens nüchtern stramm marschieren und insgesamt viel bewegen

Beispiel 2: 2 x Kraft- und 2 x Ausdauertraining pro Woche

- 2 Krafttrainingseinheiten + evtl. 5 bis 10 min Finisher an 1–2 Einheiten
- 2 x intensives Intervalltraining (z. B. Swings, Snatches, (Berg-)Sprints, schwere Schlitten ziehen/schieben)
- Ideal: zusätzlich 3–6 x 30 min morgens nüchtern stramm marschieren und insgesamt viel bewegen

Bezüglich der verwendeten Methoden verweise ich auf die Kraft- und Ausdauertrainingskapitel in diesem Buch.

Da die Stressreduktion und die Ernährung bei der Körperfettreduktion mit Abstand die größte Rolle spielen, können Sie gerne mit den verschiedenen Methoden in diesem Buch experimentieren. Vielleicht finden Sie ja eine, die Ihnen besonders viel Freude macht und sehr gute Ergebnisse liefert. Bleiben Sie jedoch nicht immer nur bei einer Methode, sondern ändern Sie nach spätestens vier bis sechs Wochen etwas in Ihrem Trainingsprogramm, so wie es in den verschiedenen Buchkapiteln beschrieben wird.

Sollten Ihnen diese Beispiele zu kompliziert sein oder der Gedanke an diesen Aufwand noch mehr Stress verursachen, als Sie ohnehin schon haben, dann machen Sie einfach weniger bzw. so viel, wie Sie es in Ihrer aktuellen Lebenssituation gut umsetzen können und möchten. Konzentrieren Sie sich dann einfach mehr auf die Ernährung und die Reduktion von Stressfaktoren. Ein bis zwei kurze Krafttrainings in der Woche und ein paar Swings lassen sich aber bestimmt irgendwie einbauen.

Viele weitere praktische Informationen zum Thema gibt es auf meiner Internetseite in der Rubrik »Training«: www.TillSukopp.com.

Holen Sie sich einen Trainer und/oder einen Coach

Die Reduktion von Körperfett ist eigentlich ganz einfach. Seien wir doch einmal ehrlich: Sie wissen selbst schon lange, was Sie alles in Ihrem Leben tun und lassen müssten, um glücklicher und gesünder zu sein und sich nackt vor dem Spiegel noch besser zu gefallen. Sie tun es nur nicht, oder nicht konsequent genug. Das liegt daran, dass unser Leben bereits völlig überlastet ist. Wollen Sie jetzt noch ein Trainingsprogramm und eine Ernährungsumstellung in Ihr ohnehin überfülltes Leben integrieren, kann das fast nur zu noch mehr Überwältigung, Ohnmacht, Frust und Schuldgefühlen führen. Zunächst sollten Sie daher besser gar nichts hinzufügen, sondern vorher bestehende Dinge (Belastungen, Gewohnheiten, Stressfaktoren) reduzieren. Alleine und ohne Unterstützung ist das aber eine sehr große Herausforderung.

Meine Empfehlung lautet daher: Holen Sie sich professionelle Unterstützung durch einen erfahrenen (Kettlebell-) Trainer und/oder einen Coach. Beide können Ihnen dabei helfen, in kleinen Schritten alte, wenig dienliche Gewohnheiten durch neue und Ihren Zielen dienlichere zu ersetzen. Sagen Sie Ihrem Trainer, für welche Veränderungen Sie derzeit schon bereit sind, und er wird Ihnen einen entsprechenden Plan anfertigen.

Der große Vorteil eines Coaches an Ihrer Seite besteht darin, dass er Ihnen nicht sagen wird, was Sie tun sollen (das wissen Sie ja alles schon). Stattdessen hilft er Ihnen dabei, mehr Klarheit über Ihre Situation zu bekommen, eine Entwicklungsrichtung zu erkennen und den Fokus auf Strategien zum Erreichen Ihrer Ziele zu lenken. Bei jedem dieser Schritte kann er Sie unterstützen. Vor allem kann ein Coach Ihnen dabei helfen, die »Bremsklötze« im Leben zu lösen, die uns davon abhalten, die Dinge zu tun, die wir eigentlich tun möchten. Diese Begleitung ermöglicht ein wesentlich schnelleres und leichteres Vorankommen und ein glücklicheres, leichteres Leben.

Bei Interesse können Sie Ihre Trainingsbetreuungs- oder Coachinganfragen an *info@tillsukopp.de* stellen.

Wenn »nichts hilft« (aber auch generell zu empfehlen)

Wenn Sie schon vieles lange genug ausprobiert haben und hinsichtlich der Körperfettreduktion nichts wirklich zu funktionieren scheint, dann können andere Gründe vorliegen, die Ihnen eventuell noch nicht bewusst oder bekannt sind. Folgende Vorschläge konnten bereits bei vielen Menschen den Stein (in diesem Fall das Fett) ins Rollen bringen bzw. die Erfolge beschleunigen:

- Darmsanierung, u.a. damit die Nährstoffe auch im Körper ankommen (vom »Leaky Gut«-Syndrom = poröser Darm ist ein großer Teil der europäischen Bevölkerung betroffen). Wenden Sie sich hierfür beispielsweise an einen erfahrenen Heilpraktiker, Arzt oder Psycho-Neuro-Immuntherapeuten.
- Entgiftungen/Ausleitungen durchführen (z.B. Leber/Gallenblase, Niere/Blase, Schwermetalle, Candida, Parasiten, Gifte wie Schimmel, Asbest, Amalgam ...). Wenden Sie sich hierzu an einen erfahrenen Arzt oder Heilpraktiker.
- Stress (Cortisol) reduzieren (z.B. durch TFT – Thought Field-Therapie oder EFT – Emotional Freedom Technique, Meditation, Qi Gong, Schlaf!), die Art des Denkens ändern. Eventuell finden Sie auch ein paar erste Anregungen in der Rubrik »Motivation/Einstellung« auf meiner Internetseite dazu: www.TillSukopp.com.

TIPP

»So tun, als ob« und Visualisierung:

Wenn Sie damit beginnen, so zu denken und zu handeln wie die Person, die Sie sein möchten, dann werden Sie sich in diese Person verwandeln. Versuchen Sie es, auch wenn es zunächst schwerfällt, und bleiben Sie geduldig dabei – es lohnt sich!
»Wie ein Mensch denkt, so ist er.« (aus der Bibel)
»Alles, was wir sind, ist das Ergebnis dessen, was wir gedacht haben.« (aus Buddhas Lehre)
»Wir sind das Ergebnis unserer Gedanken.« (Mark Aurel)
»Der Glaube erzeugt die Tatsachen.« (William James)
»Die Inhalte Ihres Denkens und Glaubens gestalten Ihre Persönlichkeit, Ihr Leben, Ihre Zukunft.« (Joseph Murphy)

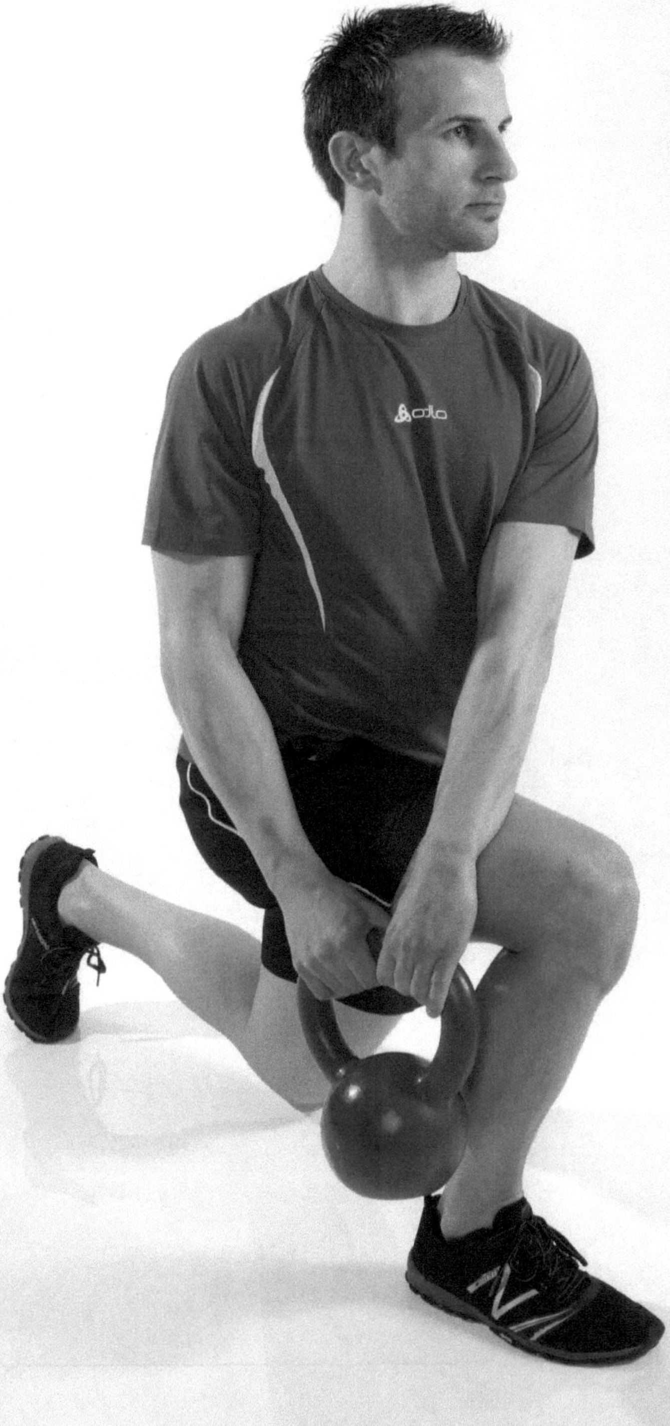

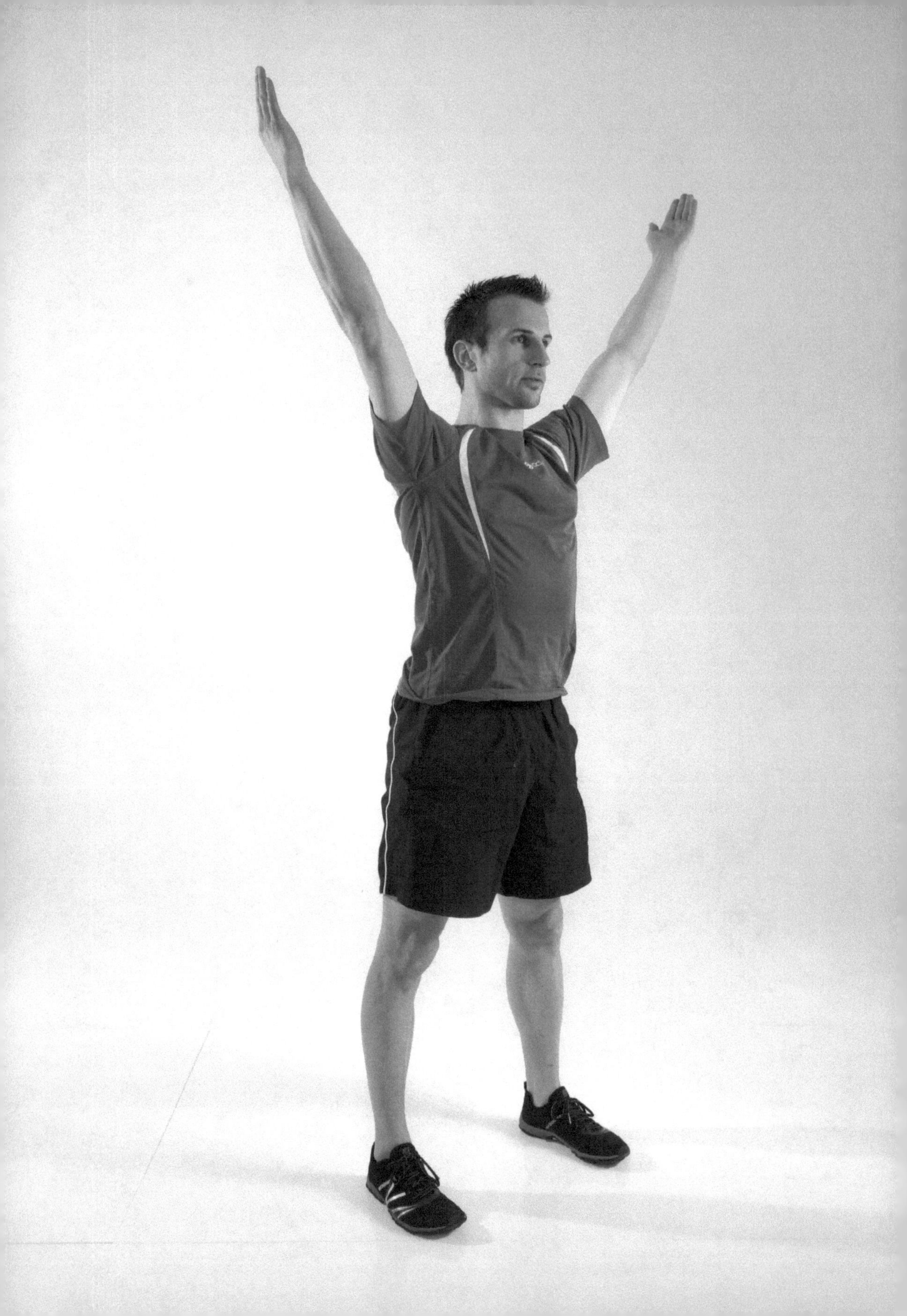

SCHLUSSWORT

Die wenigsten von uns verdienen ihr Geld mit dem Zurschaustellen ihrer körperlichen Leistungsfähigkeit oder ihres Körpers. Von daher können wir allgemein etwas entspannter an die Angelegenheit »Training« herangehen. Der bereits erwähnte Alexander »Samson« Zass hat bereits gesagt, dass ein junger Mann mindestens 30 Jahre lang Zeit hat, um stark zu werden, und neuere Studien an 80- und 90-Jährigen Untrainierten zeigen, dass sich die Kraft und allgemeine Fitness noch bis ins hohe Alter hinein deutlich verbessern lassen (teilweise um 300 Prozent in der Beinkraft, um nur ein Beispiel zu nennen).

Spielen Sie mit den Periodisierungsmodellen, den Trainingsmethoden und den Trainingsintensitäten, hören Sie auf Ihren Körper und haben Sie einfach Spaß daran, sich einen gesunden, beweglichen, starken und ausdauernden Körper zu formen und bis ins hohe Alter hinein zu erhalten. Das Leben ist zu schön, als dass man seine Freizeit gestresst und verbissen verbringen sollte. Bewegen müssen wir uns alle, und zwar gut, häufig und vielseitig, aber der Spaß sollte dabei nicht zu kurz kommen.

Vielleicht haben Sie ja Lust, für weitere Anregungen auf meiner Internetseite (www.TillSukopp.com), meiner Facebookseite (www.facebook.com/Dr.TillSukopp) oder meinem YouTube-Kanal vorbeizuschauen. Lassen Sie sich auch gern in einem meiner Seminare persönlich in der Technik verbessern, holen Sie sich dort weitere Tipps und Aha-Momente für das eigenständige Training oder nehmen Sie eine persönliche Trainingsbetreuung oder gar ein Coaching in Anspruch (Anfragen bitte an info@tillsukopp.de).

Ganz gleich, wie Sie sich entscheiden oder was Sie tun: Ich wünsche Ihnen ganz viel Freude, Gesundheit und Erfolg beim Training – mögen sich Ihre Gesundheits- und Fitnessziele alle erfüllen!

Ihr Till Sukopp

TRAININGSMETHODEN-REGISTER

QUELLEN

Farrar u. a.: »Oxygen Cost of Kettlebell Swings«. In: *The Journal of Strength & Conditioning Research* 24(4): S. 1034–1036, 2010.

Kenneth Jay: *Viking Warrior Conditioning. The Scientific Approach to Forging a Heart of Elastic Steel.* Little Canada 2009.

C. Schnettler u. a.: »Kettlebells: Twice the Results in Half the Time?«. In: *ACE Fitness Matters*, 2010.

Dan John: *Gib niemals auf. Meine Ansichten über das Gewichtheben, das Leben und Lernen.* München 2015.

Dan John, Pavel Tsatsouline: *Easy Strength. How to Get a Lot Stronger Than Your Competition – And Dominate in Your Sport.* Little Canada 2011.

Edgar Mueller: *Goerner the Mighty.* Leeds 1951.

Pavel Tsatsouline: *Kettlebell-Training. Das Fitnessgeheimnis der russischen Spezialeinheiten.* München 2012.

Pavel Tsatsouline: *Power to the People! Russian Strength Training Secrets for Every American.* Little Canada 2014.

Till Sukopp: *Das große Kettlebell-Trainingsbuch,* München 2014.

Till Sukopp: *Training mit dem eigenen Körpergewicht.* Köln 2010.

Vladimir Zatsiorski, William Kraemer: *Krafttraining: Praxis und Wissenschaft.* Aachen 2008.

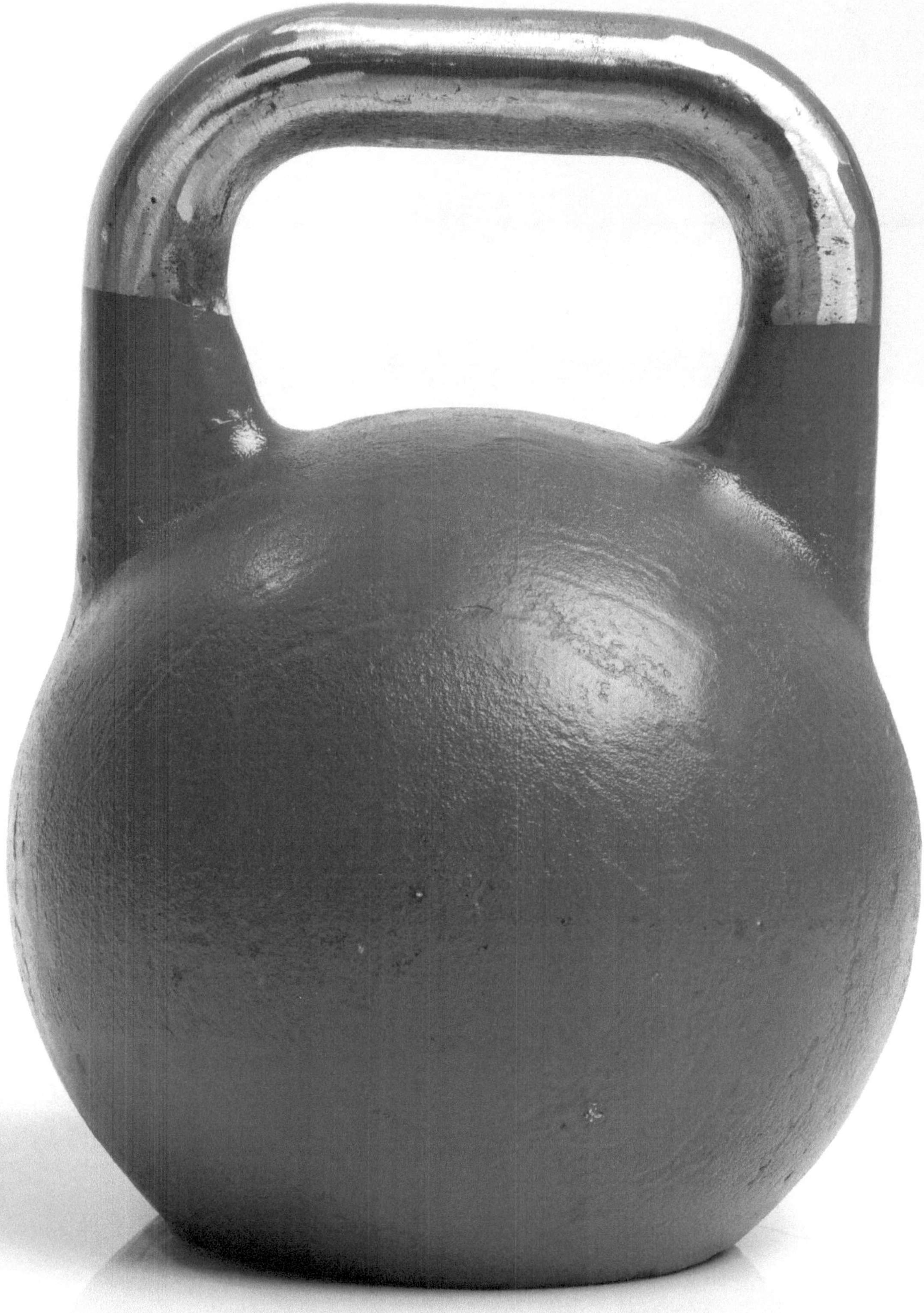

DER AUTOR

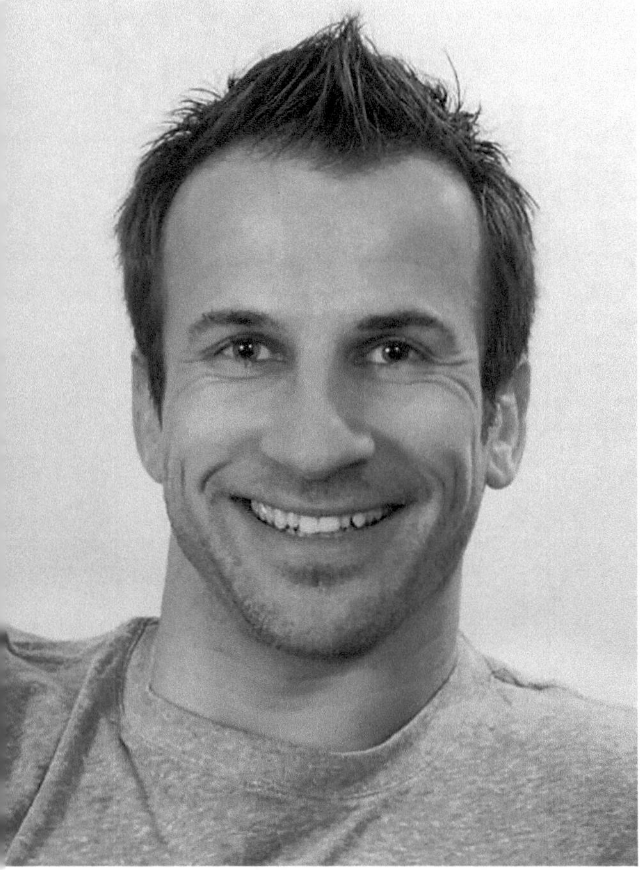

Dr. Till Sukopp hilft vor allem vielbeschäftigten Menschen dabei, die Verwirrung über die vielen Fitnessmöglichkeiten loszuwerden. Dabei zeigt er ihnen, wie sie mit geringerem Zeitaufwand als es die meisten vermuten erstaunliche Ergebnisse für die Gesundheit, die Fitness und die Körperformung erzielen können, u. a. indem er ihre (mentalen) Bremsklötze löst. Er macht Fitness wieder einfach.

Seine Mission ist es, so vielen Menschen wie möglich zu zeigen, wie simpel, kurz und effizient Fitnesstraining sein kann und wie sie damit ihr Leben bis ins hohe Alter ohne körperliche Einschränkungen genießen können.

Till Sukopp ist Diplom-Sportwissenschaftler, Doktor der Sportwissenschaften im Fach Sportmedizin und gehört zu den führenden Kettlebell- und Sandbag-Ausbildern im deutschsprachigen Raum. Gut vier Jahre lang war er im Bereich der betrieblichen Gesundheitsförderung für große Unternehmen tätig. Anschließend hat er fünf Jahre lang die Sporttherapie in einer Einrichtung für Prävention und Rehabilitation aufgebaut und geleitet und wird seit 2001 für die Fortbildung von Ärzten verschiedener Fachrichtungen gebucht.

Seit 1996 ist er als Trainer in diversen Sportarten tätig und hat sich im Bereich des Functional Trainings in verschiedenen Ländern aus- und fortbilden lassen. Aktuell leitet er eine eigene Trainingshalle, die Primal Fitness Box in Köln, die überregional auch eine Online-Mitgliedschaftsvariante anbietet.

Er bietet Gruppentraining, Personal Training, Online-Training, Coaching (on- und offline), Vorträge, Workshops, Seminare, Trainerzertifizierungen, Artikel, Bücher, DVDs und Videos an.

So können Sie Kontakt zu ihm aufnehmen:

Internetseite: www.TillSukopp.com
E-Mail: info@tillsukopp.de
Facebook: www.facebook.com/
Dr.TillSukopp

Printed in Poland
by Amazon Fulfillment
Poland Sp. z o.o., Wrocław

65425291R00090